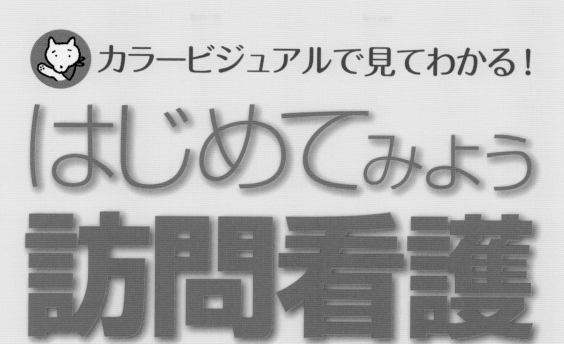

カラービジュアルで見てわかる！

# はじめてみよう 訪問看護

編● 医療法人社団恵仁会なごみ訪問看護ステーション 地域看護専門看護師
宮田 乃有

JN015826

緊急時の対応が
よくわかる

先輩からの
アドバイスで
不安解消！

MC メディカ出版

## はじめに

　はじめてみよう訪問看護.
　この本をつくった理由は，本書のタイトルに尽きます.

　「訪問看護を自分の専門分野にしていきたい」「いずれは訪問看護をしてみたい」「子育てしやすい働き方で看護を続けたい，再開したい」. そんな声を，看護学生からも病院勤務の看護師からも休職中の看護師からも耳にするようになりました. 訪問看護が，看護師の働く場のひとつとして広く認識されるようになったことを実感し，嬉しい限りです.

　一方で，訪問看護ステーションの管理者の方々は「なかなかスタッフが集まらない」「紹介会社からの雇用に頼らざるを得ず，金銭的な負担が大きい」など，しばしば求人に悩んでいます. 近年，訪問看護の初心者に向けた本がいくつも出版されている背景には，「訪問看護にチャレンジした新任の看護師を少しでも支えたい」という現場の思いを感じます.

　医療の高度化と少子高齢化により在宅ケアのニーズが高まり，訪問看護事業所もどんどん増えているなかで，どうしたらもっと多くの看護師が就職先や転職先として訪問看護を選び，一歩を踏み出すことができるか….

　この本は，訪問看護をはじめたあとに必要となる知識や技術だけでなく，そもそも訪問看護を「はじめる前」の看護師の「興味と不安」に答えることをめざしました. 病院と在宅での看護の違いは何か，訪問看護をはじめるにはどんな経験が必要なのか，就職先はどう選んだらいいのか，入職後の研修はどんな内容なのか，多様な働き方や給料・待遇についても盛り込んでいます.

　また，同行訪問を卒業し，一人で訪問した際に療養者の状態が変化していたときの対応，事故やハラスメントから自分を守る方法や対応，緊急当番とはどういうものかなど，訪問看護ならではの業務やリスクマネジメントについても忌憚なく記載しました.

　訪問看護は，私たち医療者にとっての「ホーム」である病院を飛び出して，療養者の自宅という「アウェイ」で，療養者の家族も含めた個別性の高い看護を提供します. 「訪問看護はおもしろそうだけれど，なんとなく心配」というみなさんの背中を押すべく，執筆には各事業所で活躍する訪問看護のエキスパートに集結していただきました.

　地域で暮らす療養者の生命と生活と人生に関わり，多職種で支えていくというドラマティックかつクリエイティブな訪問看護の世界と，あなたをつなぐ一助になれば幸いです.

2020 年 1 月

医療法人社団恵仁会なごみ訪問看護ステーション 地域看護専門看護師
宮田 乃有

カラービジュアルで見てわかる！

# はじめてみよう訪問看護

## CONTENTS

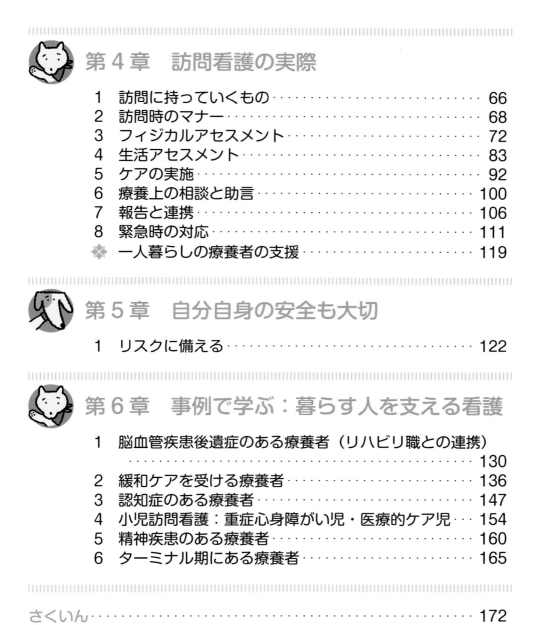

# ■ 編集・執筆者一覧

## 編 集

宮田乃有　　医療法人社団恵仁会なごみ訪問看護ステーション 地域看護専門看護師

## 執 筆

● 第1章／コラム
宮田乃有　　医療法人社団恵仁会なごみ訪問看護ステーション 地域看護専門看護師

● 第2章1～4，6／第4章1
平野智子　　NPO法人訪問看護ステーションコスモス訪問看護 副所長／訪問看護認定看護師

● 第2章5／第6章2
坂口良子　　医療法人財団慈生会野村訪問看護ステーション訪問看護 主任／緩和ケア認定看護師

● 第2章7／第6章6
服部絵美　　株式会社ケアーズ 白十字訪問看護ステーション 所長

● 第3章
田中千賀子　田園調布医師会立訪問看護ステーション 管理者／訪問看護認定看護師

● 第4章2，8
廣川直美　　株式会社日本在宅ケア教育研究所 ナースステーション東京目黒支店 所長／訪問看護認定看護師

● 第4章3，4
徳江幸代　　株式会社けせら 訪問看護ステーションけせら／訪問看護認定看護師

● 第4章5／第5章
三島可愛　　医療法人財団慈生会野村訪問看護ステーション 主任／皮膚・排泄ケア認定看護師

● 第4章6／第6章1，5
宮近郁子　　株式会社けせら 訪問看護ステーションけせら

● 第4章7
加藤　希　　中央パートナーズ株式会社東京ひかりナースステーション 所長／訪問看護認定看護師

● 第6章3
田中和子　　わそら街なかナースステーション／老人看護専門看護師

● 第6章4
伊藤文子　　医療法人社団桐光会調布訪問看護ステーション 所長

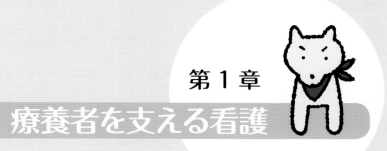

# 第1章

# 療養者を支える看護

# 1 看護職は何をする専門職か

　看護とは何か，対象者にとって何をすることが看護になるのか，あるいは何をしないことが看護になるのか，看護の視点をもって検討され，提供される行為が専門職による「看護」です．

## ☞ Point!

- 看護を提供するためには，対象者にとって「看護」になっているかどうかを考えるプロセスが求められます．
- 看護師の業務は保健師助産師看護師法で「療養上の世話」又は「診療の補助」とされています．
- 看護がめざすべきことと，法的に規定されている看護師の業務について押さえたうえで，患者にとっても看護師にとっても適切な看護を提供していく必要があります．

 ## 看護とは

　「看護とは，新鮮な空気，陽光，暖かさ，清潔さ，静かさを適切に保ち，食事を適切に選択し管理すること
―こういったことのすべてを，患者の生命力の消耗を最小にするように整えることを意味すべきである」
「看護がなすべきこと，それは自然がはたらきかけるに最も良い状態に患者をおくことである」

フローレンス・ナイチンゲール　『看護覚え書き』

## 看護師の業務

**保健師助産師看護師法**
**第五条**　この法律において「看護師」とは，厚生労働大臣の免許を受けて，傷病者若しくはじょく婦に対する療養上の世話又は診療の補助を行うことを業とする者をいう．
**第三十七条**　保健師，助産師，看護師又は准看護師は，主治の医師又は歯科医師の指示があつた場合を除くほか，診療機械を使用し，医薬品を授与し，医薬品について指示をし，その他医師又は歯科医師が行うのでなければ衛生上危害を生ずるおそれのある行為をしてはならない．ただし，臨時応急の手当をし，又は助産師がへその緒を切り，浣腸を施しその他助産師の業務に当然に付随する行為をする場合は，この限りでない．

**医師法　第十七条**
医師でなければ，医業をなしてはならない．

> 医師法第17条に規定する「医業」とは，当該行為を行うに当たり，医師の医学的判断及び技術をもってするのでなければ人体に危害を及ぼし，又は危害を及ぼすおそれのある行為（「医行為」）を，反復継続する意思をもって行うこと

## ☞ Point!

- 医業は医師のみが行いますが，看護師は医師の指示があれば診療の補助として一定の医行為を行うことができます．
- 看護師が「診療の補助行為の範疇」として行う医行為の内容は，時代によって変遷しています．
- 「特定行為研修」を受けることにより，看護師が実施できるとされる医行為もあります．

## 看護師の業務 [2]

医行為
（医師法 17 条）

保助看法
37 条本文

看護業務
（保助看法 5 条）

絶対的医療行為

相対的医行為
診療の補助

療養上の世話

保助看法 37 条但書

## 医師と看護師の関係 [2]

| 療養上の世話 | = | 絶対的看護行為 |
| 診療の補助 | = | 相対的看護行為<br>相対的医行為 |
| 看護師が<br>行えない行為 | = | 絶対的医行為 |

# 何をすること／しないことが「看護」になるか

例えば「輸液」は，看護師の診療の補助行為の一つですが，「＝看護」でしょうか？
「保清」は看護師による療養上の世話の一つですが，それだけで「＝看護」でしょうか？
「患者の生命力の消耗を最小に」「自然がはたらきかけるに最も良い状態に」という視点で考えてみましょう．

**ケース 1**　82 歳の女性　膝関節症

普段はおおむね自立した生活ができている．連日の猛暑のなか，部屋で倒れているところを隣人が発見し，救急搬送された．熱中症と診断され，医師の指示により看護師が輸液を行った．
その後状態が改善し，翌朝独歩にて退院となった．

気温・室温の上昇のため，脱水を起こしていると考えられ，生命力が消耗しています．

意識レベルが低下しており，経口摂取は困難です．
静脈からの輸液により水分を補給し，患者自身の代謝機能によって回復をめざしましょう．

エアコン等の使用により室温を適切に保ち，水分をこまめにとることを勧めましょう．
在宅支援が必要なら，地域連携室につなげます．

これ以上の治療は，かえって患者の生命力の消耗を招いてしまいます．
体力・気力のあるうちに退院できるよう，調整していきましょう．

代謝機能の低下している終末期の患者に高カロリー輸液を多量に行うことは，かえって生命力を消耗させてしまうこともあります．
本人・家族は同意していますが，退院できるタイミングを逃さないようにしましょう．

状態を医師に報告して輸液の減量・中止について相談しましょう．
苦痛症状を緩和したうえで早急に退院の意向を確認し，調整します．

**ケース 2**　76 歳の男性　肺がん

呼吸器科病棟で治療中．終末期と診断され，本人は在宅療養を希望．
経口摂取量が減少したため，医師は退院前に IVH（中心静脈栄養）を実施することを提案し，患者も同意した．
看護師は患者の浮腫が増強し，痰がらみが増加していることを観察した．

◆ 療養者を支える看護

### ケース3　68歳の女性　脳梗塞

脳梗塞後の後遺症として右上下肢の不全麻痺がある．急性期病棟での治療後，リハビリ病棟に移ってきた．「友達と温泉に行くのが楽しみだったが，もう行けない」と悲観している．

急性期病棟では，保清として清拭とシャワー浴のみ行っていた．

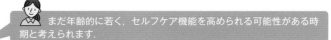

まだ年齢的に若く，セルフケア機能を高められる可能性がある時期と考えられます．

「今」リハビリを頑張る気持ちをもてないと機能の低下を招き，生命力の消耗につながってしまいます．

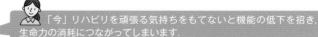

リハビリの専門職と相談して，浴槽に入るための支援を検討してみましょう．
利用しやすい温泉について情報提供していくことで，意欲を高めることができないか，チームで検討しましょう．

### Point!

● 看護師は療養上の世話として患者のケアを行い，診療の補助として点滴やカテーテルの管理等を行いますが，患者にとってその行為が看護の目的に合っているかどうかは，常に考える必要があります．

● 看護師による処置やケアが「看護」になっているかどうかは，提供した行為そのものではなく，患者の生命力の消耗を最小にすることに寄与しているかどうか，自然がはたらきかけるに最も良い状態にすること（患者が持っている力を最大限に発揮させること）につながっているかどうか，というアセスメントにかかっています．

引用文献

1）金井一薫. ナイチンゲール看護論・入門　"看護であるものとないもの"を見わける眼. 現代社，1993，55-6.
2）加藤清仁ほか. 看護師の業務としての「診療の補助行為」についての考察. 2007. 5. 30
　https://www.e-kango.net/safetynet/law/page32.html

# 2 治療の場での看護と，生活の場での看護の違い

　専門職として「看護がめざすこと」は，病院でも施設でも療養者の自宅でも，共通しています．しかし，「訪問看護は病院での看護とは違う」と感じる看護職が多いのも事実です．なぜでしょうか．

## Point!

● 病院は治療するために一時的に滞在する場所であり，自宅はそこで生活し暮らすための場所です．
● いかに早く回復し退院するかをめざす場所と，いかに長く安定した生活を送れるかをめざす場所では，どのような医療やケアが「生命力の消耗を最小にし」「自然がはたらきかけるに最も良い状態におくこと」になるのかが異なります．
● 療養者の自宅での生活状況や，これまでに歩んできた人生や価値観は千差万別であり，その人にとってどのような医療やケアが「看護」となり得るのかも，千差万別といえます．

## 生活の場で求められる看護の役割

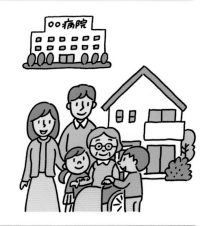

　対象者が在宅で主体性をもって健康の自己管理と必要な資源を活用し，生活の質を高めることができるようになることをめざす．
　訪問看護従事者によって，健康を阻害する因子を日常生活のなかから見出し，健康の保持・増進・回復を図り，あるいは疾病や障害による影響を最小限にとどめる．また，安らかな終末を過ごすことができるように支援する．
　そのために具体的な看護を提供したり指導して，健康や療養生活上の種々の相談に応じ，必要な資源の導入・調整をする．
　　　　　　　　　　　　（1990 年度日本看護協会訪問看護検討委員会）

### ケース　79 歳の男性　糖尿病

　近くのコンビニエンスストアまでなら杖をついて外出することができ，ビールを買って晩酌するのを楽しみにしている．
　定期検診で HbA1c が上昇していると主治医からケアマネジャーに連絡があった．ケアマネジャーが自宅を訪問すると，処方薬が大量に残っており，定期的な服薬ができていないことがうかがえた．
　ケアマネジャーは療養者に訪問看護を利用することを勧め，主治医と連携して訪問看護が開始されることになった．

　療養者の糖尿病の経過や現在の病状について，主治医に確認しましょう．
急な変化なのか，以前からのことなのか？

　服薬できておらず，数値が上がっていることは合併症の発生など生命力の消耗につながります．
療養者自身は，病気についてどのように認識しているか？
食事内容やお酒の量はどうなっているか？
生活状況について，ケアマネジャーからも情報を得ましょう．

　療養者が食事やお酒について自分で配慮できそうなところがないか，話し合ってみましょう．
薬が残ってしまうのは，なぜなのでしょう．
脳梗塞などを起こさずに，晩酌を楽しめる今の生活を続けるには，服薬の継続が大切だと伝えていきましょう．
配薬カレンダーなど，自分で薬を管理しやすい道具を提案してみましょう．

＊ケアマネジャー：介護保険利用者の相談に応じて，
　介護サービス計画（ケアプラン）を作る専門職．

**Point!**

- 生活の場では療養者が主役です．訪問看護師は療養者の同意を得て契約を交わし，看護を提供するために訪問します．
- 押しつけず，言いなりでもなく，少しずつ信頼関係を築きながら，看護師として伝えるべきことは伝え，療養者と家族の意思決定を支援し，多職種からなるケアチームと一緒に療養方針についての合意形成を繰り返していきます．
- リスクの高い状況については，予測される事態が「発生しないように対処する」ことだけがリスクマネジメントではありません．
- 体調の悪化や転倒などの事故が「起こることも前提」として，いかにそれを早期に発見し，対応できるセーフティネットを築くか，療養者を交えたケアチームで考えていくのが在宅でのリスクマネジメントであり，支援であるといえます．

## 訪問看護ではどんなことをするか

- 健康状態のアセスメント（バイタルサインの測定と評価）
- 日常生活のアセスメント（食事，排泄，清潔，移動，外出状況など）
- 症状の緩和　　●服薬の管理　　●清潔ケア　　●心理的ケア
- 医療的ケア（排便の援助，褥瘡の処置，ストマのケア，気管切開部のケア，胃瘻，膀胱留置カテーテル，在宅中心静脈栄養法〔HPN〕，医療機器の管理など）
- リハビリテーション看護　　　　　　　●認知症者の看護
- 家族等介護者への相談，助言　　　　　●精神障がい者の看護
- 療養方針の相談（意思決定支援）　　　●重症心身障がい児(者)の看護
- 入退院時の支援　　　　　　　　　　　●ターミナルケア
- 主治医，ケアマネジャーなど，他職種との連携　　●社会資源の活用支援　など

### 生活の場での看護

①利用者は今どのような状態にあるか？（心身の状態・生活状況・介護環境など）
②積極的な回復をめざす状態か？　維持をめざす状態か？
　悪化するリスクはどれぐらい緊急性が高いか？
　状態が悪化していく過程をできるだけ穏やかにすることが必要な段階か？
③①・②をふまえ，専門職として考えられる医療やケアの介入にはどんな選択肢があるか？　それぞれのメリット，デメリットは何か？
④本人は今の状態をどのように認識しているか？　どのような生活を望んでいるか？
⑤③・④をふまえ，どのような介入が「生命力の消耗を最小に」し，「自然がはたらきかけるに最も良い状態にする（もっている力を最大限に発揮させる）」看護になり得るか？
⑥選択肢を本人に「提案」し，医師やケアマネジャーなどの他職種と選択を共有する．
⑦その選択を変更する要素はあるか？（モニタリング）→①

**在宅で連携する他職種など**
- 病院医師，看護師
- 理学療法士（PT），
　作業療法士（OT），
　言語聴覚士（ST）
- 退院支援看護師
- ソーシャルワーカー(SW)
- 地域包括支援センター職員
- ケアマネジャー
- 診療所医師，看護師
- 訪問診療医，看護師
- 薬局，訪問薬剤師
- 訪問介護員
　（ヘルパー，介護福祉士）
- デイサービスの職員
- デイケアのPT，OT，ST
- 介護保険施設などの職員
- 訪問歯科医，歯科衛生士
- 訪問入浴のスタッフ
- 行政の担当者
- 保健所保健師
- 福祉サービスの担当者
- 友人，知人，近隣の人
　　　　　　　　　　など

## 看護の介入

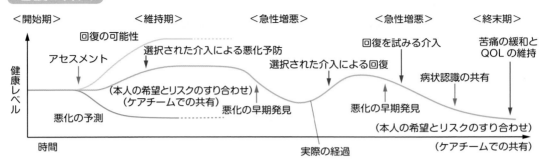

＜開始期＞　　　　　＜維持期＞　　　　　＜急性増悪＞　　　　　＜急性増悪＞　　　＜終末期＞

回復の可能性

アセスメント

選択された介入による悪化予防

回復を試みる介入

苦痛の緩和と
QOL の維持

選択された介入による回復

病状認識の共有

健康レベル

（本人の希望とリスクのすり合わせ）
（ケアチームでの共有）　悪化の早期発見

悪化の予測

悪化の早期発見

悪化の早期発見

悪化の早期発見

時間

実際の経過

（本人の希望とリスクのすり合わせ）
（ケアチームでの共有）

## 地域包括ケアシステム　● 人口 1 万人程度の中学校区を単位として想定しています.

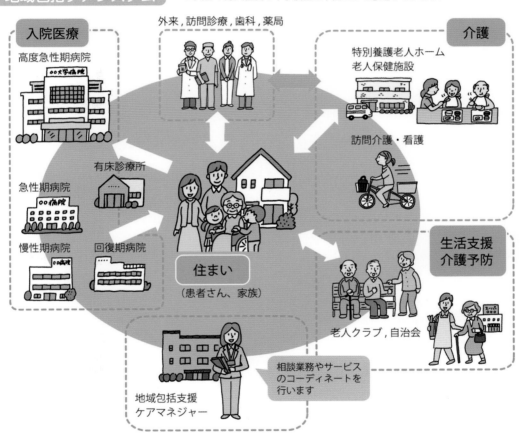

入院医療

外来, 訪問診療, 歯科, 薬局

介護

高度急性期病院

特別養護老人ホーム
老人保健施設

有床診療所

訪問介護・看護

急性期病院

住まい
（患者さん、家族）

生活支援
介護予防

慢性期病院　回復期病院

老人クラブ, 自治会

地域包括支援
ケアマネジャー

相談業務やサービス
のコーディネートを
行います

## 訪問看護は「地域包括ケアシステム」における資源の一つ

　厚生労働省は，団塊の世代が 75 歳を迎える 2025 年を目途に，各市町村において高齢者の尊厳の保持と自立生活の支援のため，可能な限り住み慣れた地域で，自分らしい暮らしを人生の最期まで続けることができるよう，「地域包括ケアシステム」の構築を推進しています．

　地域包括ケアシステムは，「病院か，在宅か」ではなく，在宅療養者が住まいを中心に必要な医療とケアを受けられることで，「時々入院，ほぼ在宅」をめざすものです．病院も地域の資源であり，訪問看護ステーションも個々の利用者を支える一事業所というだけでなく，地域の資源としてある意味公的な役割をもっています．

　地域包括ケアシステムは高齢者を対象としていますが，障害者や生活困窮者，子どもへの支援を含めた「地域共生社会」の実現に向けた包括的な支援体制の一つと位置づけられています．訪問看護師として一人の利用者を支援するだけでなく，「地域」という，より広い視野をもっていくことも大切です．

### ☞ Point!

● 訪問看護では，他機関・他職種と連携し，ケアチームを築いていきます．
● チームのなかでの看護職の役割を検討し，医療職以外の他職種にもわかりやすい言葉で言語化し共有していくことが大切です．
● 医療職と介護や福祉などの他職種とは指示関係ではなく，対等なチームメンバーとして協力し合う関係を築いていきます．

### ☞ Point!

● 退院支援では，退院前から医療機関と連携することによって，在宅療養に必要な医療やケアを調整し，療養者のスムーズな在宅移行をめざします．
● 入院支援では，病院と在宅のチームが「治療のゴールをどこにおくか」といった方針の共有を図り，「治療の選択」を含めた病院との連携が求められます．
● 在宅療養者が，切れ目のない支援を受けられることが大切です．

参考文献

1）櫻井尚子．在宅療養を支える人々．地域療養を支えるケア．大阪，メディカ出版，2014，23，（ナーシング・グラフィカ在宅看護論）．
2）臺有桂．在宅ケアを支える訪問看護ステーション．大阪，メディカ出版，2014，79，（ナーシング・グラフィカ在宅看護論）．
3）厚生労働省．地域包括ケアシステム．
　https://www.mhlw.go.jp/stf/seisakunitsuite/bunya/hukushi_kaigo/kaigo_koureisha/chiiki-houkatsu/

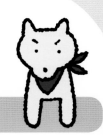

第2章

# 訪問看護師になろう！

# 1 訪問看護への就活の仕方

まずは訪問看護を知って，体験してみましょう．
訪問看護とは療養者の生き方・価値観に向き合う仕事です！

 ## 訪問看護ステーションとは

● 訪問看護ステーションは，1992 年に制度化されました．
● 保健師または看護師が管理者となって運営する事業所です（やむを得ない理由がある場合は，この限りでない）．
● 2000 年に介護保険サービスの中に訪問看護が位置づけられるようになり，介護保険法に基づき，都道府県知事（または政令市・中核市市長）の指定を受けます．
● 訪問看護ステーションは，全国に約 10,400 か所（2018 年 4 月 1 日現在）開設されています．
● 訪問看護従事者として看護師・准看護師・保健師・助産師（健康保険法の訪問看護のみ）を最低でも常勤換算 2.5 名配置しています（p.50 参照）．
● 訪問看護師以外にも，理学療法士・作業療法士・言語聴覚士を配置し，訪問看護の一環としてリハビリテーションを積極的に行うステーションもあります．

> 就業している看護職員のうち，訪問看護ステーションに就業している看護職員数は約 2％ですが，年々増加しています．

 ## それぞれの特色をもつステーション

● 訪問看護ステーションは，原則，訪問看護師が管理者となって運営します．
● ステーションの母体は，病院や診療所，株式会社（企業・起業系），有限会社，NPO 法人，医師会・看護協会などがあります．
● 母体が病院や医師会：経営の安定性が確保できる，福利厚生が充実している特長があります．
● 看護師が起業した訪問看護ステーション：独自の理念のもとオリジナルな訪問看護が提供できるなど様々な特徴があります．

### 訪問看護ステーションの就業看護職員数（常時換算）と総看護職員数の推移

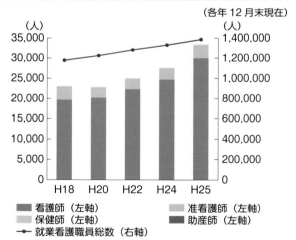

（各年 12 月末現在）

凡例：
■ 看護師（左軸）　■ 准看護師（左軸）
■ 保健師（左軸）　■ 助産師（左軸）
─◆─ 就業看護職員総数（右軸）

※就業看護職員総数：就業している保健師，助産師，看護師，准看護師の総数（出典：衛生行政報告例）

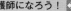

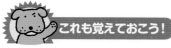

**これも覚えておこう！** **訪問看護ステーション以外の実施機関** [1]

## ◎訪問看護ステーション以外でも訪問看護を行うことができます

**■保険医療機関（介護保険法のみなし指定訪問看護事業所）**

病院や診療所で保健医療機関から提供される訪問看護サービスがあります．訪問看護ステーションと同じく介護保険・医療保険での訪問看護が可能です．

**■定期巡回・随時対応型訪問介護看護（みなし指定訪問看護事業所）**

介護保険制度の地域密着型サービスの一つで，要介護者に定期巡回の訪問介護と訪問看護を一体的に 24 時間体制で提供するサービスです．

**■看護小規模多機能型居宅介護（みなし指定訪問看護事業所）**

介護保険制度の地域密着型サービスの一つで，要介護者に訪問介護，訪問看護，通所介護と宿泊サービスを複合して提供するサービスです．

**■民間企業の訪問看護サービス（各種保険外）**

民間の企業などが行う医療保険制度・介護保険制度外の訪問看護サービスです．利用料金等は，各サービス機関で規定されています．例えば，遠距離の外出支援や長時間の滞在，受診時の同行など各種保険では対応が難しい事案への対応も可能です．

 訪問看護には魅力がいっぱい！

## ◎療養者の人柄・人生に触れられます

● 療養者の生き様・人柄から学ばせていただくことが沢山あり，看護師自身の価値観も豊かになります．

## ◎看護の本質をじっくり追求できます

● 療養者のこれからの生き方を支えるために，何ができるか……看護の本質をじっくり考えることができます．

## ◎予防介護から高度医療まで幅広く関わることができます

● 訪問看護の対象は 0 歳から 100 歳以上と年代も幅広く，療養者の抱える疾患も小児看護・ターミナルケア・認知症ケア・精神看護・リハビリテーション・難病看護と多岐にわたります．

● 療養者に応じたオンリーワンの看護を自分たちの力で創造できます．

## ◎ワークライフバランスを取りやすく，
## 心身ともに健康的に働けます

● 基本的には，夜勤はありません．

● 生活のリズムが整い，やりがいのある充実感を持って働きながら，趣味や家庭との両立を図ることもできます．

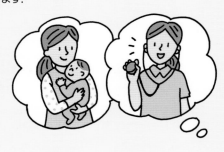

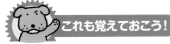 これも覚えておこう！　　病棟看護と訪問看護の最大の違い

## ◎療養者をみる視点‼

● 病気と症状を中心にみるのではなく，療養者を全人的に捉えてより良い生活が送れるように支援します．

## 訪問看護の内容（複数回答）

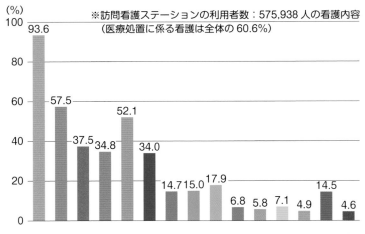

(%)

※訪問看護ステーションの利用者数：575,938人の看護内容
（医療処置に係る看護は全体の60.6%）

- 93.6
- 57.5
- 37.5
- 34.8
- 52.1
- 34.0
- 14.7
- 15.0
- 17.9
- 6.8
- 5.8
- 7.1
- 4.9
- 14.5
- 4.6

1. 病状観察
2. 本人の療養指導
3. 家族の介護指導・支援
4. 身体の清潔保持・管理
5. リハビリテーション（呼吸リハ・嚥下訓練除く）
6. 服薬管理
7. 褥瘡予防・処置
8. 浣腸・摘便
9. 認知症・精神障がい
10. 膀胱留置カテーテル
11. 胃瘻・経管栄養
12. 気道内吸引・その他吸引
13. 在宅酸素
14. 栄養・食事指導
15. 点滴・注射

緊急時対応は8.8%、
ターミナルケアは2.1%

資料：厚生労働省「平成28年介護サービス施設・事業所調査」より作成

## 訪問看護師になるにはどのような経験が必要ですか？

● 訪問看護ステーションでは病棟や施設などで様々な経験を持つ看護師が訪問看護に従事しています．
● 看護師の仕事をお休みしていた方が訪問看護ステーションで働き始めることもあります．
● 最近では新卒で訪問看護ステーションに入職し，働く人も増えています．
「この経験がないと絶対にダメ」というものはありません．訪問看護師は，療養者や家族に寄り添う仕事です．

### ◎一番大切なことは，療養者や家族と一緒に喜び，一緒に悲しみ，その人生を支える看護を提供することです

## 訪問看護ステーションで働く方の声

### ◎しばらく看護の仕事を休んでいたが訪問看護ステーションに

● ブランクがあるので，看護技術に心配はありましたが，職場の先輩たちに相談ができる体制があったり，様々な研修会にも参加させてもらい，少しずつ自信を持つことができました．
● 子育て中ですが，短い時間やライフスタイルに合わせて働くことができます．

### ◎病院から訪問看護ステーションに

● 個々の療養者さんに合わせた看護ができ，充実しています．
● 生活の場での看護にやりがいを感じます．

### ◎新卒で訪問看護ステーションに

● カリキュラムの整ったステーションを選び，新卒でもスムーズに働けました．
● 実習で訪問看護の魅力を知り，新卒でも働いている人を見て，自分にもできると思ってチャレンジしました．

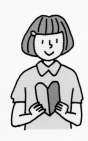

## 訪問看護師として働くうえで必要なスキルは？

### ◎療養者さんと契約した曜日と時間のなかで看護を提供します

- 療養者さんの体調を確認し，看護計画に基づくケアや処置を効率よく組み立てて実施します．
- まずは事業所に出勤し，看護師との間で療養者さんの体調やメンタル面に関する情報共有を行います．
- そのあと，1日で3〜5件の療養者さんの自宅を訪問します．
- 体調の変化があるときには，他職種とも連携して対応します．

> ほとんどの事業所では，最初はベテランの看護師が同行してくれますので安心です．
> 不安に感じる方は，面接のときに確認してください．

### ◎コミュニケーションスキル

- 訪問看護の療養者さんは高齢者をイメージされがちですが，難病などにより自宅療養をしている赤ちゃんから高齢者の方までさまざまな世代の方を看護し，やり取りを行います．

### ◎療養者さんを支えている家族の相談にも対応します

> 家族が普段抱えている悩みはあなたが想像する以上に大きいこともあります．限られた時間でしっかりと話を聞き，適切なアドバイスを行うことが大切です．

### ◎他機関・他職種とのチームケア

- 訪問看護ではあなたが一人で療養者の状態を把握しますが，何かあったときには主治医や事業所のスタッフと連携をすることになります．そのため，周囲とのやり取りもしっかりできることが大切です．

> フィジカルアセスメント，医療処置，ケアの技術はOJTで学んでいきます．

## 訪問看護ステーションの勤務体制はどのようになっていますか？

### ◎基本的な体制

- 1日の勤務時間は常勤ですと7〜8時間が一般的です．おおむね9時から夕方6時まで勤務し，うち1時間は昼休みというように一般企業と一緒です．
- ただし，療養者からの希望に応じて臨機応変に対応します．
- 土日が休みで，夜の勤務がないところが多いです．

### ◎24時間体制の訪問看護ステーション

- 24時間体制をとっている訪問看護ステーションでは，夜間・休日の緊急電話当番を設けています（p.115参照）．
- ただし，事業所によって異なりますが，緊急電話当番のほとんどは自宅待機です．専用の携帯電話を持ち，療養者からの緊急の電話がかかってきた際に対応し，場合によっては訪問します．
- 当番の回数や二人体制での待機など，受け持ちの仕方も様々です．

### ◎様々な働き方ができます

- 育児中であったり，自分の生活スタイルを大切にしたい人が非常勤で働くという選択肢もあります．
- 病院のシフト制とは違い，ステーションによっては，1日1件とか，1時間だけなど柔軟に勤務できるのも訪問看護の魅力です．
- 常勤でも育休中の短時間勤務制度やフレックス制度などもあります．
- 訪問看護は少人数の事業所が多いため，働きやすいルールを自ら考え，柔軟に仕事をしているところも沢山あります．

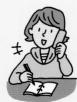

> 様々なステーションでの勤務体制を電話やメールで事前に問い合わせしてみるとよいでしょう．

## お給料はどうですか？

☞ Point!
● 基本給は病棟看護師と比較して大差ないところが多いですが，夜勤手当がないため見かけ
上安く見えることがあります．

### 訪問看護で働く看護師の給料例

#### ◎基本給は地域や設置主体によって異なるため「基本的にこれくらい」とは言えません

　求人情報で記載されている給与には，諸手当が含まれていることもあります．基本給をベースに賞与や退職金が計算されますので，基本給を重視します．もちろん，早番や遅番がある場合の手当や緊急当番手当，訪問手当，外勤手当，看護経験年数評価などが支給されるのかも確認します．

> 時間外手当はもちろん，深夜訪問の際のタクシー使用などの交通費支給についても確認しましょう．

【給　与】平成29年度介護事業経営実態調査結果（厚労省老健局老人保健課）より
看護職員（常勤換算）1人当たり
　訪問回数59.1回/月で，給与費430,088円/月．
【給料の支払われ方】
1：年俸制（決められた額を支給）あるいは月給制＋訪問手当
2：パート勤務，歩合給（訪問した回数によって，時給制・契約された額を支給）
3：年俸制・月給制・時給＋歩合給の混合

### 訪問看護ステーションの探し方

● 訪問（通勤）エリアで訪問看護ステーションを調べます．
　①「市町村名＋訪問看護ステーション」で検索します．
　②日本訪問看護財団や全国訪問看護事業協会のHPから各地の訪問看護ステーション連絡協議会などをチェックしてみるのもよいです．

### 訪問看護ステーションを見学してみましょう

● 情報を集めた後は，実際に就職を検討する訪問看護ステーションを複数か所見学するとよいでしょう．
● 訪問看護ステーションは，医療機関に比べ職員数が少なく，それぞれで雰囲気や特色が異なるため，見学時にその訪問看護ステーションで働くことをイメージできるか考えてみましょう．
● 訪問看護ステーションの管理者やスタッフと話をして，看護師の受け入れに対して積極的であるか，教育を丁寧に行っているかなどを自らの目で確認することが大切です．
● 複数か所の見学を行い，どこが自分に合っているかを考えることは，就職後に意欲的に仕事をしていくために非常に重要です．

#### 福利厚生
● 有給休暇取得率，研修制度，資格取得を目指す人向けの補助金などの有無の確認しましょう
● 経営母体の病院などが運営する託児室や病児保育を利用できることもあります．

> すべてが実費となりますと大きな負担ですので，制服の有無なども確認するとよいでしょう．

### これも覚えておこう！　看護師転職サイト

● e ナースセンター ―都道府県看護協会による無料職業紹介事業―
● 企業による訪問看護転職サイト

働きたいステーションがあれば，ホームページで募集を確認し，直接，訪問看護ステーションに問い合わせしてみるのも一つです．

### これも覚えておこう！　訪問看護入門プログラムの受講（日本看護協会）

● 訪問看護に関心があり，未経験の看護師の方を対象とした 2 日間の研修を受講することができます（p.33 参照）.
https://www.nurse.or.jp/nursing/zaitaku/houmonkango/index.html#program

---

## MEMO　学生のうちにインターンシップも活用して！

● インターンシップについて文部科学省は「学生が在学中に自らの専攻，将来のキャリアに関連した就業体験を一定期間指導を伴い行うこと」と定義しています．学生を実際に職場に赴かせ，一定期間，業務の体験をさせるものです．
● インターンシップの主な目的は進路選択や適性の見極めであるため，アルバイトとは区別し無報酬あるいは交通費のみ支給といったケースもあります．
● 近年，訪問看護事業所のインターンシップでは，事業所の見学や同行訪問が行われています．訪問看護の魅力，事業所の雰囲気や方針をありのままに知ってもらえるよい機会です．インターンシップを経験した学生を採用することで，入職後のミスマッチを防ぎます．

同行訪問時の保険（思わぬ事故・器物破損が起こり得ることも……）についても確認しましょう.

---

## 訪問看護ステーションの探し方の流れ

訪問（通勤）エリア

↓

通勤手段を確認します．
車の場合は駐車場の有無もチェックします.

ステーションの特色・理念
（ターミナルケア・小児・精神看護など）
規模（利用者数・職員数）

↓

緊急当番もある訪問看護ステーションの場合は，スタッフが何人在籍していてオンコールの当番が入職後いつから始まり，月に何回程度あるのか確認してください．少ないスタッフで回している場合は，それなりの頻度で当番が回ってくる可能性もあります.

勤務時間・緊急当番の有無
移動手段（車・自転車）
1 日の訪問件数

↓

給与・福利厚生

↓

メールや電話で問い合わせ

↓

見学・体験

↓

面接

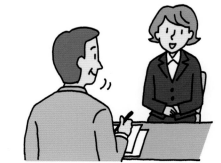

引用・参考文献

1）日本訪問看護財団. 訪問看護とは（医療・福祉関係者むけ）：Q7 どんな機関が，訪問看護をしてくれますか？
https：//www.jvnf.or.jp/homon/homon-1.html［2019/5/7 閲覧］

2）山下留理子. 在宅療養を支える訪問看護. 地域療養を支えるケア. メディカ出版. 2019, 163-91,（ナーシング・グラフィカ在宅看護論①）.

# 2 訪問看護師の1日の流れ

写真は療養者さんの許可を得て掲載しています.

●ミーティング前にカルテと前回の記録を見て1日の流れを考えます.

## 朝のミーティング

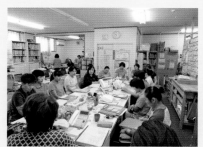

●ミーティングでは療養者の状況やケア内容の確認を行い，情報を共有します.

## 自転車で出発!!

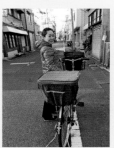

●車，自転車など，距離によって移動方法が変わります.

## 訪問看護師の1日の例

1日の訪問件数は4〜5件が標準
9:00 − 9:25　始業　ミーティング
今日の訪問看護先の確認や情報共有をし，訪問の準備をします.
事業所を出発!!

9:30 − 10:30　1件目の訪問
脳梗塞後遺症・胃瘻造設しているAさん
リハビリを兼ねた入浴を行います.

訪問の様子を紹介します！

11:00 − 12:00　2件目の訪問
Bさんの褥瘡の処置.
軟膏を塗り保護パッドを貼りました.

12:00 お昼　ステーションに戻ってお昼休憩です.

13:30 − 15:00　3件目の訪問
脳性麻痺・頚髄損傷のCさん
人工呼吸器の機器管理や排便ケアを行います.

訪問の様子を紹介します！

15:30 − 16:30　4件目の訪問
がんで自宅療養中のDさん
浮腫や体の状態をアセスメントしました.

17:00 − 17:30　ステーションに戻ります.
書類の処理や関係者との連絡調整等を行います.
今日の訪問内容等を報告.

17:30　終業

##  脳梗塞後遺症・胃瘻造設しているAさん(要介護4)の訪問の様子

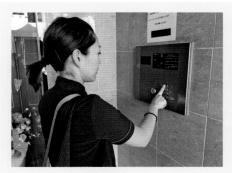

●来訪を知らせます.
●ご近所に訪問看護師が来ていることを知られたくない療養者もいるので，初回訪問でどのような形がよいのか相談しておきましょう.
●車や自転車の駐車（輪）位置も確認！

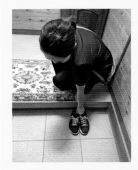

## ◎社会人としてのマナーは信頼関係構築の第一歩

● 上着やレインコートは玄関の外で脱ぎましょう.
● 靴を端にそろえて入室します（p.70 参照）.

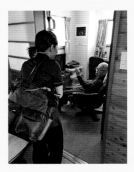

## ◎笑顔で挨拶

● 本日の体調を確認し，ケア内容を簡単に説明します.
● 表情や雰囲気から変化がないかをよみとります.

### アセスメント

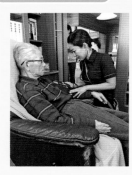

## ◎最近の暮らしぶりを聞きながら全身状態をアセスメント

● バイタルサインの測定やフィジカルアセスメントに加え，前回の訪問から今日までどのように暮らしていたのかの情報を集めます.
● 足先などにも触れ浮腫や皮膚の状態を確認します.

## ◎暮らしのケア

● 食事や排泄など生活全般の状況についても確認します.

 判断に迷うときには先輩看護師に電話をしたり写真を送って意見を聞きます.

### 浴室まで歩行訓練

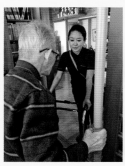 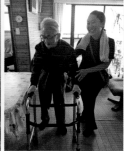

## ◎重度化予防・介護予防を含めたリハビリを

● 体調が安定しているときには，Aさんの歩行訓練も兼ね浴室までは歩行器で移動します.
● 歩行状態からもその日のAさんの体調をアセスメントします.

 療養者が病気や障害を抱えていても，できる限り重度化させないのが訪問看護の仕事です.

## Aさんの好みに合わせた衣類を選択して入浴へ

入浴用エプロン

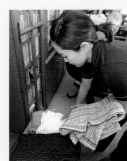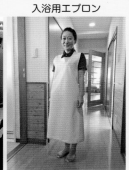

## 入浴後

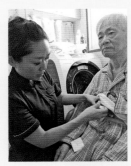

### ◎胃瘻部の処置
- 肉芽ができていないか，皮膚の発赤はないかしっかりと観察し，処置をします．

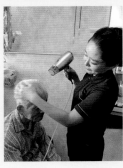

- 髪の毛を乾かしながら，入浴後にAさんの状態に変化がないかもしっかりと観察します．
- また物の位置など現状復帰もきちんと行いましょう．

## 生きる喜びを支援！

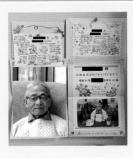

- 療養者の誕生日に，スタッフ一同でメッセージカードを送ります．
- Aさんは壁に貼り，「来年も頑張る！」と励みにしています．

## 主治医や多職種との連携！

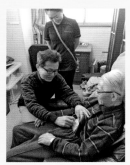

### ◎主治医の診察に同席することも！

● この日は訪問診療日．主治医に看護師としてのアセスメントを伝え情報共有を図ったり，療養者や家族の代弁者となって状況を伝えることもあります．

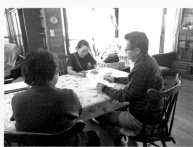

### ◎主治医から家族への説明をノートに記載

● 妻や訪問診療時に同席できなかった家族・その他の職種の方々と情報共有できるように「連絡ノート」に記載します．
● 主治医からの説明を療養者・家族がどのように理解し受け止めているかも確認します．

## 家族も看護の対象です

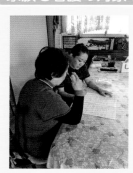

### ◎介護者の心身の状況にも配慮を！

● 「疲れはたまっていないか，介護で困っていることはないか」自然に表出できる雰囲気を作りながら聞いていきます．
● 看護師の「聴く」姿勢で，家族のニーズが満たされることもあります．

### ◎次の訪問まで安心して過ごせるように！

● 療養者・家族が不安を抱えていないかなどを聞き出します．
● また，次回訪問時までに予測されることやその対応方法を説明します．
　　　例えば……　　「熱がでたときには」
　　　　　　　　　　「便秘になりそうなときには」
　　　　　　　　　　「息が苦しそうなときには」
　　　など具体的に説明し，緊急時の連絡体制の確認をしていきます．

## 「連絡ノート」で情報共有

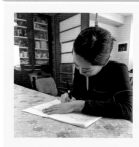

### ◎本日の訪問時の内容を「連絡ノート」に記載

● バイタルサインの測定や入浴時の状況を記載します．
● 「連絡ノート」は誰が見てもわかるように，専門用語はできる限り使用しないようにしましょう．

## 笑顔で挨拶をして退出！

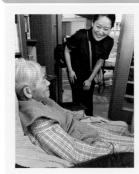

● 次回の訪問日やそれまでの注意を再度確認して退出します．

 脳性麻痺・頚髄損傷のCさん（要介護5）の訪問の様子

## しっかりと手洗い

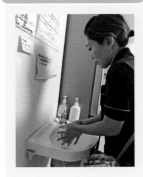

● 在宅でもスタンダードプリコーションは基本!!（p.122 参照）　ケアの前後は必ず手洗いを．
● 療養者・家族の許可を得て洗面台を使わせてもらいましょう．

## 全身状態のアセスメント

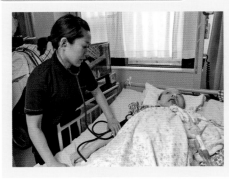

● バイタルサインの測定やフィジカルアセスメント，前回から訪問時までの状況を確認します．
● 特に酸素飽和度や肺の副雑音の聴取などから，呼吸状態に異常をきたしていないか判断をします．
● 異常があれば必要に応じて主治医と連携して対応します．

## 人工呼吸器のチェック

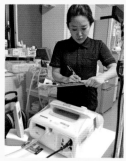

### ◎トラブルを未然に防ぎます

● Cさんの呼吸状態に変化がないか，主治医の指示通りの設定になっているか確認します．

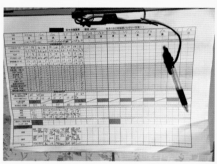

● 呼吸器チェック表を用いて，人工鼻の交換・カフエア量の確認・フィルター交換・バッテリーの充電の確認など，ケアに漏れがないように工夫します．

## 吸引・気管切開部のケア

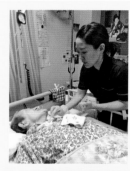

● 吸引は正常換気のために不可欠です．
● 痰の性状・量を確認します．
● 操作は慎重に，そして短時間で済ませます．

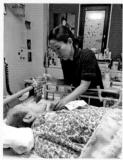

● 気管切開部周囲の皮膚の確認，周囲から痰の漏れはないか，皮膚トラブルを起こしていないか確認します．

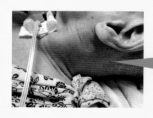

・発赤などのスキントラブル出現時は写真撮影し，医師などと共有します．
・指示を確認したり経過を見ていきます．

## 排泄のケア

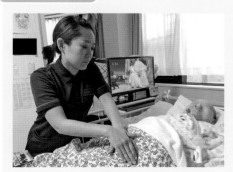

● Cさんの悩みはお腹の張り感．触診や聴診で腹部の状態をアセスメントし，Cさんの希望を確認しながら，腹部マッサージや浣腸・摘便を行います．

## 食べる力は生きる力そのもの

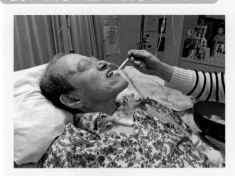

● 現在，嚥下評価により「氷」は摂取してよいと許可がでているCさん．バリバリと美味しそうに召し上がります．
● 訪問看護師には医学的な視点に基づく，介助方法，環境調整，その後の嚥下・呼吸状態の観察が求められます．

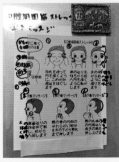

## ◎チームで食べる力を支えます

● 介護職員や言語聴覚士（ST）とも連携します．
● 介護職員の方が毎日取り入れてもらえるように，マッサージやストレッチの方法が貼ってあります．
● 「連絡ノート」などで介護職員が困っていることはないか確認しつつ，一緒に支援していきます．

## 栄養・薬についても確認

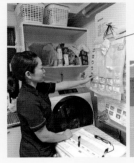

配薬カレンダー

● Cさんの体調や排便の状況から栄養や水分量・下剤等の薬の状況を検討します．
● 必要に応じて主治医へも連絡します．

栄養と水分量
1500ml／日

| 時間 | ラコール | 白湯 | 薬注入水 |
|---|---|---|---|
| 朝 | 300 | 30 | 30・30・30 |
| 昼 | 300 | 30 | 30・30・30 |
| 夕 | 300 | 30 | 30・30・30 |
| 寝る前 | | 180 | 30・30 |

## リスクの予測

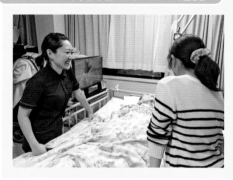

○○○○様の緊急時の対応

| | 人工呼吸器に関すること | | | 連絡先 | | | |
|---|---|---|---|---|---|---|---|
| 内容 | 介助者の確認事項 | 介助者の対応事項 | 家族 | 訪問看護 | 医師 | 備考 |
| 呼吸器の故障・作動停止 電源の確認 | 電源の確認 | 患者と救急車に連絡 →アンビューバッグによる呼吸補助 | ● | ● | | アンビューバッグはフレックスチューブの下に付ける 落ち着いたころに酸素をつなぐ |
| ＜呼吸器のアラーム①＞ 呼吸器回路の閉塞 換気分時換気量下限 | アラーム内容の確認 | 回路チューブが閉塞していないか確認、吸引 | ● | ● | | |
| ＜呼吸器のアラーム②＞ 呼吸器の回路はずれ 換気分時換気量上限 | アラーム内容の確認 | 回路の接続部の確認 | ● | ● | | |
| ＜呼吸器のアラーム③＞ その他 | アラーム内容の確認 | 内容を確認し患者へ連絡 | ● | ● | | |
| 気切カニューレの抜去 | | 救急車要請、主治医へ報告 | | | ● | |
| 在宅酸素の作動停止・異常 流出・チューブ閉塞の確認 電源の確認 | 流出・チューブ閉塞の確認 電源の確認 | 酸素ボンベへの変更 患者への連絡 | ● | ● | | |
| | 吸引に関すること | | | | | |
| 痰の性状の変化 （出血・量の増加・色の変化） | 体温測定・酸素飽和度の確認 | | | | ● | |
| 吸引器の作動不具合 | 電源・接続部の確認 | 作動しない場合は予備と交換 | | | | |
| 吸引器の作動停止（停電） | | | | | | 自家発電機検討中 |

● 医療依存度の高いCさんは，暮らしの中で様々なリスクが予測されます．
● 様々なリスクを想定した緊急時の具体的な対応方法・連絡先を壁に貼り，緊急時に備えます．

## Cさん・介護者とケアの確認

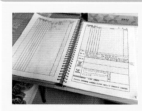

● 本日のケア内容をふり返り，次回訪問まで不安なことなどがないか確認します．

## 「連絡ノート」で情報共有

● 医療依存度・要介護度の重度なCさんには多くの職種が関わります．
● Cさんの24時間の暮らしがわかる（特に排泄の状況や水分量など一目でわかる）ように形式も工夫しています．

## ステーション（事業所）に戻る

### 書類の整理や関係機関との連絡調整

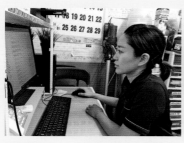 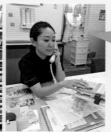

訪問看護師はケアチームの一員です．療養者のよりよい暮らしを支えるためには多職種への「報告」「連絡」「相談」（ほうれんそう）を行い，情報を共有することは大切な役割の一つです．

● 重要なこと，その日のうちに医師やケアマネジャー等に連絡すべきことがあるか判断します．
● 特にその日にトラブルが起きそうであれば，すぐに医師へ連絡して，営業時間内に対応します．
● 多忙な医師への連絡は効率よく，緊急度に応じて連絡手段を使い分けましょう．

◎メール・SNS・電話・FAX で多職種（医師・ケアマネジャー）と情報交換

### 上司へ報告・先輩と相談

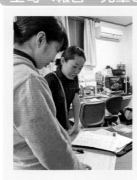

● 状態に変化があったり，判断に迷う療養者に関しては，訪問先から，または事業所で必ず申し送り，上司と相談します．

◎療養者宅へは一人で訪問していても，ステーション全体で療養者を支えます

### 看護カルテに本日のケア内容を記載

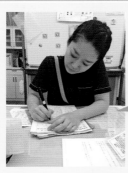

● 看護カルテへの記載のほかに，月末は各療養者ごとに「訪問看護計画書」「訪問看護報告書」を作成します．

 カルテは紙媒体やタブレットなどステーションによって異なります．訪問看護計画を意識しながら，療養者の状況を的確に記載します．

## 緊急電話当番

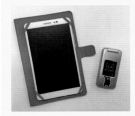

- 24 時間体制の届け出を行っている訪問看護ステーションでは，月に数回緊急電話当番を担当します（ステーションによって異なります）．
- 療養者や家族，ヘルパーから電話がかかってきたときに，対応を助言したり必要に応じて訪問します（p.111 参照）.

## 終業・帰宅

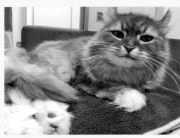
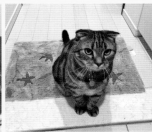

- 帰宅！一日お疲れ様でした．
愛猫たちが玄関でお出迎え．ごはんを待っています．その姿に疲れも癒されます．

# 3 訪問看護での新任教育：職能団体が主催する外部研修の活用

 ## 様々な研修

## ◎訪問看護ステーション就職後も各機関で研修が受けられます
- スキルアップやキャリアアップのための様々な研修が開催されています．
- 関連団体などによって，新任訪問看護師を対象とした基礎研修や在宅での緩和ケアやハイテクケアといった特定分野に関する研修が開催されています．
- 各都道府県が開催する「訪問看護師養成講習会」などもあります．

## 各研修機関

### ◎公益財団法人 日本訪問看護財団
　日本訪問看護財団は，1994 年に旧厚生省の看護課を所轄として設立されました．年間を通して，様々な研修（https://www.jvnf.or.jp/kyouiku/kensyu.html）のほか，自宅でも学ぶことができる「訪問看護 e ラーニング」も行っています．「訪問看護 e ラーニング」（https://www.jvnf.or.jp/e-learning/what.html）とは，インターネットを使った研修・セミナーです．インターネット環境があれば，自宅や職場でも学ぶことができます．参考映像やゲーム感覚のコンテンツなど楽しくわかりやすい内容が満載で，例えばフィジカルアセスメントでは実際の呼吸音・心音などが聞けます．

### ◎一般社団法人 全国訪問看護事業協会
　全国訪問看護事業協会は，前身となる老人訪問看護事業協会（1994 年発足）から活動している組織です．訪問看護事業に関する情報の拠点として，訪問看護の普及活動・広報活動等を行い，訪問看護事業者の資質の向上・発展に取り組んでおり，各種研修会（https://www.zenhokan.or.jp/mailform-training2019/）も開催しています．

### ◎公益社団法人 日本看護協会
　日本看護協会でも訪問看護や在宅，地域医療に関する研修が開催されています．また，インターネット配信研修も行われていますので，地方に在住のためなかなか東京や大阪などへ足を運ぶことが難しいという方もチェックするとよいでしょう．

### ◎各都道府県の看護協会
　各訪問看護ステーションが独自に開催している研修もあります．普段から連携している地域スタッフとの交流の場となっていたり，小規模な開催でディスカッション形式による情報交換の場になっているようなこともあります．これから訪問看護師になりたいという方でも，ぜひ参加してみてはいかがでしょうか．〔例：東京ナースプラザ研修（https://www.np-tokyo.jp/kensyu/）〕

### ◎きらきら訪問看護ナース研究会
　新卒訪問看護師の人材育成に力を入れている組織です．そのため，新卒訪問看護師の方はぜひチェックしてみましょう．

### ◎各種学会
　様々な学会で知識を高めたり，日々の取り組みを発表しましょう．

日本在宅看護学術集会
日本在宅ケア学会学術集会
日本看護学会 在宅看護 学術集会　など

## ◎各都道府県の訪問看護ステーション連絡会や協議会など

各都道府県が独自に運営し，各種勉強会等の企画や情報交換の場を設けています．

## 訪問看護の研修体系

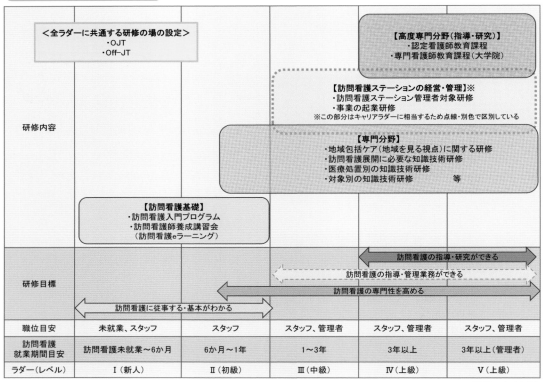

（文献4より転載）

## 訪問看護師としての認定資格の取得

### ☞Point!

- 訪問看護師としてのスキルアップとして，認定看護師の取得や専門看護師の取得，特定行為に関わる看護師の研修があります．
- 資格を取得することで専門的知識を学ぶことができます．
- 給与面で待遇が上がるかどうかは所属する法人によっても異なります．現時点では訪問看護認定看護師の取得自体は診療報酬に直結するものではありません．ただ，訪問看護は在宅医療の重要な担い手として期待されていますので，今後報酬上の評価も期待したいところです．
- さらに，資格を取得することによって，講演や研修・執筆の依頼を受けることがあります．こうした機会を得ることは，自分の課題や興味を見つけるメリットもあります．またそのことが，日本の訪問看護の質を広く高めていることにもつながります．療養者が安心して在宅生活を送る姿を見ることが何よりも励みになるかもしれません．

### ◎認定看護師

- 日本看護協会が定める，特定の看護分野においてレベルの高い看護技術と知識を有し，現場で看護師に指導したり，相談に応じたりすることができる資格です．
- 特定されている分野は 21 分野あり，その中に訪問看護も含まれています．
- 今後のカリキュラムは認定看護師教育に特定行為研修が組み込まれる予定です．
- 認定看護師教育課程の受講資格は，実務経験が 5 年以上あり，希望する分野での実務経験が 3 年以上あることが条件となっています．

### ◎専門看護師

- 教育機関（大学院）への入学は実務経験の有無は規定されていません．
- 大学院終了後に必要な経験を積んで認定審査を受けることも可能です．

### ◎特定行為研修

- 特定行為研修に関する省令（厚生労働省省令 33 号）の交付を受けて，様々な領域で特定行為を活用して看護の専門性を高め実践する看護師の役割モデルを示し，その役割発揮に必要な特定行為区分を組み合わせた研修を企画実施しています．

> 外部研修・教育を活用しながら，訪問看護師に求められる能力を高めていきましょう．

引用文献

1）東京都福祉保健局高齢社会対策部介護保険課．訪問看護 OJT マニュアル．2013, 7.
http://www.fukushihoken.metro.tokyo.jp/kourei/hoken/houkan/ojtmanyual.html［2019/5/7 閲覧］

2）滋賀県看護協会．滋賀県訪問看護師ステップアップシート活用ガイドライン．7.
http://shiga-kango.jp/publics/index/537/［2019/5/7 閲覧］

3）全国訪問看護事業協会．訪問看護から始めるキャリア発達支援ガイド．2018, 70p.
https://www.zenhokan.or.jp/wp-content/uploads/h29-carrier-guide.pdf［2019/5/7 閲覧］

4）日本訪問看護財団．訪問看護人材養成基礎カリキュラム．2017, 9.
https://www.jvnf.or.jp/home/wp-content/uploads/2017/05/kisokarikyuramu.pdf［2019/5/7 閲覧］

# 4 訪問看護師としてのOJTとは

新任訪問看護師のOJT期間を仮に1年と想定した場合
- 入職から3か月間は同行訪問を繰り返し実施します.
- まずは，状態が安定している療養者を担当し，基本的な業務の流れを理解します.
- 徐々に独居の療養者，認知症の療養者，対応が困難である療養者の担当ができるよう，支援します.
- オリエンテーション時，1か月後，3か月後，6か月後など定期的に面談を行い，目標の達成状況や課題，今後の計画について確認します.

## 初期段階（1～3か月）

目標[1]：対象を捉える範囲は療養者・介護者を中心として捉え，相互の関係性を理解できる.
療養者・家族を支援するメンバーと各役割を理解することができる.

### ◎準備段階

- 同行訪問の計画・検討
- オリエンテーション
- 組織理念や，訪問の流れ・マナーなど
- 目標の設定など

### 👉 Point!

#### 病棟から転職した職員には

病院「医療」と在宅「生活」の視点の切り替えがポイント

#### ブランクから復帰した場合には

知識やスキルのキャッチアップがポイント

#### 新卒の場合には

看護技術の基礎を確認することがポイント

## 中間段階（6か月）

目標[1]：支援者相互の関係性を理解することができる.
療養者・家族が利用可能な地域資源を理解することができる.

### ◎指導方法

- 事例検討

自分の担当する療養者の状況を事業所内で共有し，検討します.
- サービス担当者会議（p.64参照）の参加

指導者とともに自分の担当するケースのサービス担当者会議にはできるだけ早い段階で参加します.
- ターミナルケアを担当

どんな療養者でも1年後には一人で担当できるように，先輩看護師とともに看取りのケースを担当します.
エンゼルケアではその人らしさを重視することや，家族との関わりを学びます.

## 達成段階（12か月）

目標[1]：地域の中の訪問看護ステーションの役割を理解し，支援者，家族，介護者と療養者全体を包括的に理解できる.
他職種・多機関に働きかけることができる.

### ◎指導方法

- これまで蓄積してきた知識・技術を総合的に活用できるように指導します.
- 1年間の経験を振り返り，自分の強み・弱みを理解し，次につなげる指導をします.
- 自分の担当する療養者へのケアだけではなく，必要に応じて適切なサポートができるよう指導します.
- 夜間の緊急電話当番の一人立ちを目指します.

### MEMO OJT

- OJT（On the Job Training）とは日常的な業務を遂行しながら，仕事に必要な知識・技術・態度を計画的にレベルアップしていくことです.
- 「1対1」または「1対グループ」で行われます.
- 育成目標を明確にして計画的なステップで実施します.

〈利点〉
- 日常的に業務の中で指導できます.
- 身近に具体的に，きめ細かく，臨機応変に指導できます.
- あまり経費をかけないで指導できます.

## 新任訪問看護師の OJT スケジュール（例）

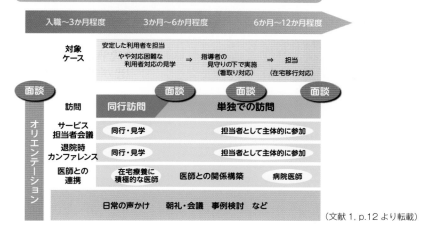

（文献 1, p.12 より転載）

 ## 訪問看護師を育成するためにステーション側が取り組むこと

### 訪問看護ステーションでの新任教育

● 看護技術に関して，その提供方法や根拠などを話し合う機会を設けましょう．
● 訪問看護では他の看護師が提供している看護技術について知る機会が少ない環境です．お互いがどのように看護技術を提供しているのか，なぜそのように看護技術を提供しているのかを話し合う機会をつくりましょう．
● 定期的に自分の看護技術についてカンファレンスで発表する機会を設けたり，看護技術向上のための確認をしましょう．

### 1. 在宅での看護技術のポイントをまとめ，教育に活用する

この話し合いを経て教育のポイントをまとめます．先輩看護師は教育ポイントをよく理解して，関わりましょう．

### 2. 看護技術の提供頻度を整理して，技術を学ぶ順番を決める

看護技術は訪問看護ステーションによって提供頻度が異なるので，提供頻度が高い看護技術を優先的に学べるようにします．

### 3. 在宅で習得できる看護技術と医療機関等で習得できる看護技術を整理して研修計画を立てる

すべての看護技術を在宅で教えようとせずに，医療機関や介護施設の協力を得ることで習得できる技術を整理して計画を作ります．

### 4. 行為の手順を教えることと，行為の意味を教えることの両方を心掛ける

特に入職当初は，看護技術の手順を覚えることに集中してしまい，先輩看護師の手順の違いばかりが気になることがあるようです．行為の意味を理解できるように関わりましょう．

### 5. 看護技術について予習，復習する時間を配慮する

訪問の前に練習できるようにするなど配慮します．また，実施後の振り返りもしましょう．

### 6. 看護技術の習得状況を振り返る機会を設ける

技術や評価のチェックリストを活用しながら，その習得状況を確認して研修計画を修正していきましょう．

（全国訪問看護事業協会「訪問看護から始めるキャリア発達支援ガイド」[2] 参照）

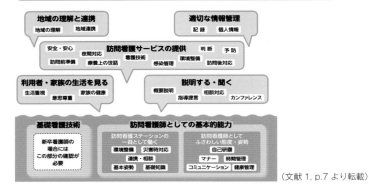

（文献 1, p.7 より転載）

引用文献

1）東京都福祉保健局高齢社会対策部介護保険課. 訪問看護 OJT マニュアル. 2013, 7.
　http://www.fukushihoken.metro.tokyo.jp/kourei/hoken/houkan/ojtmanyual.html［2019/5/7 閲覧］

2）全国訪問看護事業協会. 訪問看護から始めるキャリア発達支援ガイド. 2018, 70p.
　https://www.zenhokan.or.jp/wp-content/uploads/h29-carrier-guide.pdf［2019/5/7 閲覧］

# 5 新任教育：職場でのOJT ① 野村訪問看護ステーション

 **野村訪問看護ステーションのキャリアアップ**

- 野村訪問看護ステーションは東京都訪問看護ステーション協会が作成している「訪問看護キャリアラダー」を参考に，レベルⅠからレベルⅥまでの6段階に分け，スタッフが今どこのレベルにいるかわかるようにしています．
- 年に1回チェックリストを用い自分がどのレベルかチェックし，今後，専門として何を学んでいきたいか，レベルを上げるために必要なことは何かを各自が考えます．
- それをもとに管理者と面談を行い，1年間の目標設定，ステーション内での役割，受けるべき研修について明確にしています．

野村訪問看護ステーションの概要
- 看護師11人，理学療法士3人，介護支援専門員5人，事務1人
- 利用者数200名前後／月

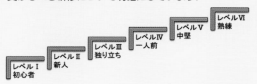

## 当ステーションの新人教育体系

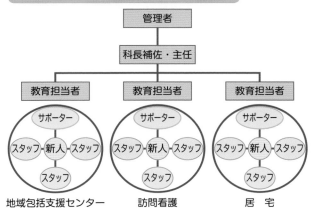

地域包括支援センター　　　訪問看護　　　居　宅

## ◎新人教育における役割

- **管理者**
  施設の理念や基本方針に基づいた新任看護師教育のすべてに対する責任を持ちます．
- **教育担当者（サポーター）**
  新任看護師の教育方針に基づき，新任看護師と面接し，進捗状況の確認，目標設定のアドバイスを行います．
  日々の実践において指導,評価を行います．
- **スタッフ**
  業務に関するオリエンテーションや，同行訪問を通して実地指導を行います．
  実地指導は全職員が行います．
- **新任看護師**
  ステーションに新たに就労する職員です．
  自立して個人の目標を定めることが求められます．

**Point!**
- 新任看護師が在宅の現場に適応し実践能力を獲得するためには,根気強く温かい支援が必要です．
- 不安の緩和や，職場適応のサポートやメンタルサポートも必要です．

### ◎サポーターの選定
- 新任看護師が入職するとチームの中からサポーターを選定します．
- サポーターは新任看護師のステーションへの適応の援助と精神的な支えを期待されています．
- 新任看護師が相談できるお姉さんのような役割を担います．
- しかし，サポーターに教育をすべて任せるのではなく，スタッフ全員で教育しています．

## 豆知識  サポーター会議

- 管理者，科長補佐・主任・サポーターが参加し，月に1回以上開催されます．
- サポーターは会議の前に新任看護師と面接を行い，会議で新任看護師の振り返りと来月の目標について発表し，ほかのメンバーと意見交換，必要な支援についての相談を行います．
- この会議で提案された内容についてサポーターは新任看護師にフィードバックし，目標の修正などを行います．
- 会議には訪問看護だけでなく，地域包括支援センター，居宅の他職種も参加するため，多職種で新任看護師をサポートすることができます．
- この会議の中では，サポーター自身の悩みや困っていることも相談できるため，一人で新任看護師を教育しているのではないと思えることにもつながっています．

### Point!

- 新任看護師は「新入職員目標管理シート」を毎月記入し，サポーターとの面談を行います．自己学習の内容や参加した研修も記載できるため，1年後には，自分でやってきたことを可視化できるようになっています．
- 「訪問看護技術チェック表」を用いて経験したことのない技術を確認し，経験してほしい内容がある場合には，同行訪問を行い見学・実践できるような訪問調整を行っています．

### ◎新入職員目標管理シート

- ・自分が得意とすること
- ・自分が苦手とすること
- ・訪問件数の目標と実績
- ・月の目標
- ・目標達成のために行うこと
- ・サポーターからのコメント
- ・サポーター会議からのコメント

### ◎訪問看護技術チェック表

- ・環境調整技術
- ・経管栄養技術
- ・排泄援助技術
- ・リハビリテーション
- ・清潔援助
- ・呼吸循環を整える技術
- ・創傷管理技術
- ・ドレーン・チューブ管理
- ・与薬の技術

### 私の学びノート

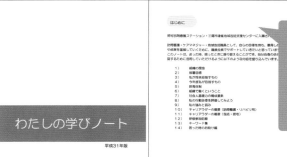

このノートは，入職時に渡されます．
迷ったときや困ったときに振り返ることができ，自分自身の歩みを確認するためのノートです．
組織の中の一員であることの自覚をもたらしたり，病院看護から在宅看護へ転職した場合には，わかりにくい介護保険の用語集，困ったときのお助け編として，新入職員が困りそうな内容についてステーション内のマニュアルのどこに記載しているかなどを示しています．

**平成30年度　訪問看護ビギナーズ研修（仮）**

東京都訪問看護教育ステーション事業

テーマ　〜つながろう訪問看護〜

＊時間：18:30から20:00
＊参加無料
＊場所　野村病院会議室

＊5月10日から7月まで月2回　第2・4木曜日18:30から行ないます。シリーズすべてに参加していただきたいところですが、テーマを選んでの参加も可能です。

| 月日 | テーマ | 内容 | 講師 | 担当 |
|---|---|---|---|---|
| 6月14日 | 訪問看護って？ | 自己紹介<br>訪問看護の歴史って？<br>訪問看護を取り巻く動向にも関心をもとう | 認定看護管理者 | |
| 6月28日 | 介護保険のこと・地域のことを知ろう | 介護保険の仕組みは？<br>ケアマネジャーとは？<br>地域包括支援センターとは？<br>訪問介護とは？ | ケアマネジャー<br>ケアマネジャー<br>包括職員<br>訪問看護サ責 | |
| 7月12日 | リハビリテーションを知ろう | 訪問リハビリテーションの実際<br>移動、移乗の仕方を知ろう<br>リハビリと看護の連携 | 理学療法士等 | |
| | 在宅で行うケアについて振り返ろう | 看護師がする栄養管理を考えよう<br>排泄ケアを見直そう<br>眠ることへの支援 | 認定看護師 | |
| 7月26日 | 訪問看護の仕組みを知ろう | 訪問看護の仕組みはどうなっている？<br>訪問看護を取り巻く制度 | 認定看護師 | |

参加される方は、事業者名とお名前を記入して、このまま
野村訪問看護ステーション家崎までFAXお願い致します。

事業者名：＿＿＿＿＿＿＿＿＿＿＿＿

参加者氏名：＿＿＿＿＿＿＿＿＿＿＿

参加者氏名：＿＿＿＿＿＿＿＿＿＿＿

**研修について**
●当ステーションは入職3年以内の地域の訪問看護師を対象に毎年，訪問看護ビギナーズ研修を開催しています．
●ビギナーズ研修では，訪問看護の歴史や制度から，ケアマネジャーなどの他職種の業務紹介と連携方法，理学療法士によるトランスファー（移乗介助）の仕方など，訪問看護を行っていくうえで必要な情報を得られる場となっています．

## 新人から一人立ちへのスケジュール

●1か月目
・スタッフと同行訪問
・担当療養者の選択を行う．
・サポーターとは1週間に1回を目安に面談し，困っていることがないか確認する．

> 1日3〜4件程度をめどに予定を組みます．

●2か月目〜
・療養者数人のメイン担当となり，看護計画立案を行う．
・一人で療養者を訪問する．
・初めての処置を行う場合は適宜同行訪問する．
・サポーターとは1か月に1回を目安に面談する．

> サポーターのアドバイスをもらいながら計画します．

●3か月目
・管理者・サポーター・新任看護師で面談し，入職3か月後の評価を行う．

●4か月目
・受け持ちの療養者の介護保険サービス（デイサービス，訪問入浴など）を見学する．

●6か月目
・平日の緊急電話当番開始
・管理者・サポーター・新任看護師で面談し，6か月の評価を行う．

> 見学を行うことで療養者の生活状況，支えるサービスについての理解を深めます．

●7か月目〜
・休日の緊急電話当番開始

●10か月目
・外部からアドバイザーを招いて，新人たちだけで振り返りを行い，今までの成長について第三者からのアドバイスを受けたり，今悩んでいることを整理し，次年につなげる機会を作る．

●1年
・サポーター会議で確認し，一人立ちへ

※進捗状況は人により異なるので，あくまでも一般的なスケジュールです．

> 大学の在宅看護の教員を招いて行っています．
> 管理者やスタッフが入らないことで本音が言いやすい状況を作っています．

第2章

## 6 新任教育：職場でのOJT ② 訪問看護ステーションコスモス

 教育年間スケジュール：訪問看護ステーションコスモスの例

● NPO法人訪問看護ステーションコスモスは2000年に看護師3人で起業．現在は，利用者300人，訪問看護師（常勤換算）25人の大規模ステーションに成長しました．

● 「地域で暮らす人々と最後まで関わりたい…」との思いから，訪問看護以外に，デイサービスや居宅介護支援事業，地域の人々（利用者以外）の健康相談，支援付きアパートの運営も行っています．

● 教育体制として新入職員一人に対して指導職員を配置し，1年間下記のスケジュールに沿って教育を進めています．

● 訪問看護以外の活動も行っているため，年間計画には訪問エリアの地域の理解や健康相談事業も盛り込んでいます．

### 教育年間スケジュール

| | | 1～3か月 | 4～6か月 | 7～9か月 | 10～12か月 |
|---|---|---|---|---|---|
| 目標 | | 訪問看護を知る<br>コスモス・地域の特性を知る | チームの一員として働くことができる | 不足している技術・知識を補足する | 主体的に働くことができる |
| コスモス内 | | コスモスの理念<br>業務システム<br>（PC入力）<br>保険の仕組み<br>記録・書類作成<br>訪問のマナー<br>同行訪問<br>健康相談同行 | 緊急時の対応<br>□ ALS同行訪問<br>□人工呼吸器<br>□小児同行訪問<br>＊未経験のケースや技術の同行訪問 | ターミナル・困難ケース受け持ち（チーム）<br>麻薬の取り扱い<br>エンゼルケア経験<br>緊急携帯当番<br>リスクマネジメント<br>健康相談<br><br>寄せ場健康相談<br>旅館健康相談<br>娯楽室健康相談 | 精神疾患利用者受け持ち（チーム） | ターミナル・困難ケース担当（主担当）<br>＊事例検討 |
| コスモス外 | | 地域資源を知る | チームで調整<br>担当者会議参加 | 主治医への報告・対応 | □受け持ち退院カンファレンス（チーム）<br>□担当者会議 | □受け持ち退院カンファレンス |
| プリセプター | | チェック | チェック | チェック | チェック | チェック |
| 研修 | | □デイサービス半日研修<br>□おはな半日研修<br>□いこい半日研修<br>□（寿一日研修）<br>□リハビリ（PT） | | | | |
| | | □新人訪問看護師研修<br>□精神研修 | | □緩和ケア研修<br>□認知症ケア研修 | | |

指導者と面接し達成状況を確認します．

入職6か月頃から先輩と2人体制で緊急携帯当番を行っていきます．

## 看護技術チェック表

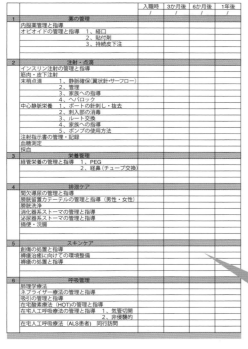

| | 入職時 / | 3か月後 / | 6か月後 / | 1年後 / |
|---|---|---|---|---|
| **1 薬の管理** | | | | |
| 内服薬管理と指導 | | | | |
| オピオイドの管理と指導　1、経口 | | | | |
| 　　　　　　　　　　　2、貼付剤 | | | | |
| 　　　　　　　　　　　3、持続皮下注 | | | | |
| **2 注射・点滴** | | | | |
| インスリン注射の管理と指導 | | | | |
| 筋肉・皮下注射 | | | | |
| 末梢点滴　　1、静脈確保（翼状針・サーフロー） | | | | |
| 　　　　　　2、管理 | | | | |
| 　　　　　　3、家族への指導 | | | | |
| 　　　　　　4、ヘパロック | | | | |
| 中心静脈栄養　1、ポートの針刺し・抜去 | | | | |
| 　　　　　　　2、刺入部の消毒 | | | | |
| 　　　　　　　3、ルート交換 | | | | |
| 　　　　　　　4、家族への指導 | | | | |
| 　　　　　　　5、ポンプの使用方法 | | | | |
| 注射指示書の管理・記録 | | | | |
| 血糖測定 | | | | |
| 採血 | | | | |
| **3 栄養管理** | | | | |
| 経管栄養の管理と指導　1、PEG | | | | |
| 　　　　　　　　　　　2、経鼻（チューブ交換） | | | | |
| **4 排泄ケア** | | | | |
| 間欠導尿の管理と指導 | | | | |
| 膀胱留置カテーテルの管理と指導（男性・女性） | | | | |
| 膀胱洗浄 | | | | |
| 消化器系ストーマの管理と指導 | | | | |
| 泌尿器系ストーマの管理と指導 | | | | |
| 摘便・浣腸 | | | | |
| **5 スキンケア** | | | | |
| 創傷の処置と指導 | | | | |
| 褥瘡治療に向けての環境整備 | | | | |
| 褥瘡の処置と指導 | | | | |
| **6 呼吸管理** | | | | |
| 理学療法 | | | | |
| ネブライザー療法の管理と指導 | | | | |
| 吸引の管理と指導 | | | | |
| 在宅酸素療法（HOT）の管理と指導 | | | | |
| 在宅人工呼吸療法の管理と指導　1、気管切開 | | | | |
| 　　　　　　　　　　　　　　　2、非侵襲的 | | | | |
| 在宅人工呼吸療法（ALS患者）　同行訪問 | | | | |

## ケースカンファレンス

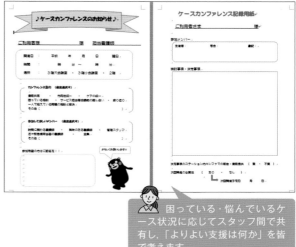

困っている・悩んでいるケース状況に応じてスタッフ間で共有し、「よりよい支援は何か」を皆で考えます。

看護技術のチェック表を用いながら、看護技術の習得状況を確認し、訪問先や同行訪問を検討します。

　常勤職員に対しては「東京都新任訪問看護師就労応援事業（補助事業分）」[1] を利用しているため、そこで定められている東京都「訪問看護 OJT マニュアル」[2] に基づいた新任訪問看護師育成計画書に沿って指導・評価を行っています。

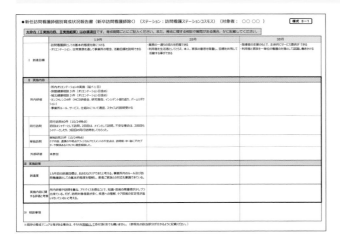

## ◎指導者との面接：新任看護師の声

● 医療優先ではなく深く利用者の生活背景を理解して関わるため、病棟とのケアの優先順位の違いに戸惑いましたが、指導者と相談していく中でケアの優先順位が考えられるようになりました。

● 「看護技術チェック表」はどこができていないか、わかりやすかったです。

## 評価シートを用いて達成度を評価

● 新任看護師が自己評価を記入，指導者が評価を記入します．

● 面談によって課題を明確にして，目標を検討します．

## ◎ コミュニケーションツールとしての活用も！

# 評価シート

学習者氏名： ○○○○
指導者氏名： ○○○○

評価日：2018年 11月 15日

（1か月・2か月・③か月・6か月・12か月）

記入見本

| 大 | 中 | 小 | 新任訪問看護師の達成目標 | 目標時期 1 3か月 6か月 12か月 | 評価 未経験 できない 指導のもと ひとりで にできる できる | 評価の視点 | 目標・方策の方向性 |
|---|---|---|---|---|---|---|---|

### 訪問看護師としての基本的能力

#### 訪問看護ステーションの一員として働くことができる

| 基本姿勢 | 就業上のルールを守る / 訪問看護の目的・サービス内容を理解する / 事業所の理念・活動目標に沿った対応をする | 事業所の理念・目標行事を理解し，それに沿って，所内スタッフと協働できる． | 事業所内のルーチン業務，年間行事，委員会を把握し，一員として役割を担いながら，参加していく．訪問看護の報酬体系及び利用者負担について理解を深めていく． |
|---|---|---|---|
| 基礎知識 | 基本的な医療保険，介護保険等の制度の仕組みを理解する / 訪問看護の報酬体系，利用者負担について理解する / 地域の交通機関の利用方法，道路事情，訪問先の目印などを把握する | | |
| 連携・相談 | 同僚・管理者と円滑なコミュニケーションをとることができる / 日々の看護活動について，同僚・管理者に常に報告・連絡・相談する / 一人で判断が困難な問題に関して，同僚・管理者に速やかに相談する / 利用者・家族の問題に気付いた場合には，同僚・管理者に速やかに相談する | | |
| 環境整備 | 訪問看護ステーション内の物品を整備・補充する | | |
| 災害時対応 | 災害時対応マニュアルを理解し，災害発生時は指示に従い適切に行動する | | |

#### 訪問看護師としてふさわしい態度・姿勢をとることができる

| マナー | その場にふさわしい態度で挨拶する / 礼儀正しい態度や言葉遣いで家族・利用者に対応する / 来客・電話に適切に対応する | 接遇・マナーが訪問看護師にふさわしい． | 挨拶・言葉遣い・笑顔・清潔感のある服装などの基本を守っていく． |
|---|---|---|---|
| コミュニケーション | コミュニケーションを通して，利用者・家族との良好な関係をつくる | | |
| 時間管理 | 訪問予定時間通りに訪問する | | |
| 自己研鑽 | 知識・技術・態度などの不足を補うために自己学習する | | |
| 健康管理 | 日頃の健康管理に努める | | |

### 訪問看護師としての専門的能力

#### 利用者・家族の生活を見ることができる

| 生活重視 | 利用者・家族の価値観や生活様式を受け入れる / 治療優先でなく，生活を重視する | 利用者のQOLを尊重できる． | 利用者・家族とのコミュニケーションを図り，思いに寄り添う言動を心がける． |
|---|---|---|---|
| 意思尊重 | サービスの実施に当たり，利用者の権利を守り，個人の意思を尊重する | | |
| 家族の健康 | 家族の健康に気を配り，健康管理や日常生活のアドバイスをする | | |

#### 説明することができる・聴くことができる

| 概要説明 | ステーションの概要，重要事項説明書・契約書内容・利用料金について理解する / 提供する看護の内容を事前に分かりやすく説明する | 利用者・家族・関係機関と，訪問看護師として適切な対応ができる． | カンファレンス・契約・訪問業務などの機会に的確な発言ができるよう，社会資源の最新情報を入手し，チーム職員の助言を得ていく． |
|---|---|---|---|
| 指導助言 | 在宅療養に必要な教育指導を利用者・家族に行う | | |
| 相談対応 | 利用者・家族からの相談に適切に対応する | | |
| | 相手の立場に立って，利用者・家族の話を聞く | | |
| カンファレンス | 利用者・家族に関する事柄について，カンファレンス等で適切に説明する | | |

#### 訪問看護サービスを提供することができる

| 訪問前準備 | 利用者宅に訪問の目的を理解する / 必要な情報を収集し，具体的な目標を設定した看護計画を立てる / 訪問先・訪問予定を確認して，必要な情報をもとにその日の援助計画を立てる / 訪問看護に必要な物品や身支度を事前に整える | 利用者の安全・安楽を考慮し，適切なケアサービスを計画・実施することができる． | 計画・実施・評価を繰り返し，チーム・他の関係機関と連携を図りながらすすめていく．夜間・休日の緊急携帯当番を通じて，ステーション全体の利用者を把握し対応していく． |
|---|---|---|---|
| 療養上の世話 | 訪問看護計画に基づいて療養上の支援（世話）を行う | | |
| 看護技術※ | 訪問看護に必要な最低限の看護技術を身に付ける | | |
| 感染管理 | 安全に感染予防及び医療廃棄物の取扱いを行う | | |
| 環境整備 | 利用者の居家の生活環境（光，音，湿度等）を整備する | | |
| 訪問後対応 | 訪問後の物品片付け，衛生管理を行う / 訪問後に事業所内・他機関に報告・申し送りをする | | |
| 安心・安全 | 利用者・家族の安心・安全・安楽を全面に置いてケアを提供する / 緊急時の手当の方法，連絡方法等を理解する | | |
| 夜間対応 | 訪問看護ステーションの利用者全体の状況を理解し，夜間の携帯当番を担当する | | |
| 判断 | 全身状態や生活の仕方，利用者の反応等を総合的視野から状況判断する | | |
| 予防 | 利用者の病態から予測される問題に予防的に対処する | | |

#### 地域の資源を理解し，連携することができる

| 地域の理解 | 地域の保健医療福祉機関・サービスを把握する / 地域の中での訪問看護ステーションの役割を理解する / 地域内の他機関・他職種の専門性を理解し，尊重する | 利用者の関係機関だけでなく，地域における医療・介護・福祉機関を把握し，必要時に連携を図る． | 利用者の病状・生活状況の変化に応じて必要な機関と連携し，調整していく． |
|---|---|---|---|
| 地域連携 | 訪問看護の経過等を必要時，主治医に正確に報告・相談する / 利用者の入退院時に，医療機関・その他の機関と連携する / 介護支援専門員と連携・調整を行う / その他の関係機関との連携や調整を行う | | |

#### 情報管理を適切にすることができる

| 記録 | 訪問看護記録・報告書・計画書を適切に書く / 訪問後，速やかに訪問記録をつける | 記録様式に基づき，要点を簡潔にまとめる． | 利用者・家族・ケアマネ等に対し，必要事項を伝わりやすく表現できるよう心がける． |
|---|---|---|---|
| 個人情報 | 個人情報保護の必要性を理解し，情報を適切に管理する | | |

※看護技術については，各事業所において具体的な項目を設定することが望ましい

## 職員全体で看護の質向上のための取り組み

- 介護サービス情報公表制度の内容を加味し，年間スケジュールを作成．
- 年に5日「法人全体の学習会」，週2回「昼カンファレンス」を行い，情報交換・事例検討・訪問看護技術の向上に努めています．

### 法人全体の学習会の例

- 5月；災害支援について
- 7月；緩和ケアの最新情報
- 10月；メンタルヘルス「怒りの感情との向き合い方」
- 1月；事例の振り返り
- 3月；グリーフケアについて

### 11月昼カンファレンス計画表

| 月曜日 | | 木曜日 | |
|---|---|---|---|
| 日 | 内　容 | 日 | 内　容 |
| 4 | 祝日 | 7 | 新規利用者の紹介 |
| 11 | インシデントレポートの振り返り | 14 | 研修報告（人工呼吸器） |
| 18 | 研修報告（褥瘡処置） | 21 | 看護計画の作成方法について見直そう |
| 25 | 事例検討（独居で自宅看取りを希望するAさん） | 28 | 訪問看護計画書・報告書の作成 |

引用・参考文献

1）東京都新任訪問看護師就労応援事業.
　　http://www.fukushihoken.metro.tokyo.jp/kourei/hoken/houkan/shuurououen.html ［2019/5/7 閲覧］
2）東京都福祉保健局高齢社会対策部介護保険課. 訪問看護 OJT マニュアル. 2013, 36p.
　　http://www.fukushihoken.metro.tokyo.jp/kourei/hoken/houkan/ojtmanyual.html ［2019/5/7 閲覧］

# 7 新任教育：職場での OJT ③ 白十字訪問看護ステーション

社会人経験を経て看護師を志し，4年制の看護大学を卒業後すぐに希望していた訪問看護ステーションに就職した30代後半の新卒看護師を例に教育を示します．

**Point!**

● 新卒看護師の育成は焦らず，同行訪問と前後の振り返りに時間をかけ，独り立ちをしていく過程を職場全体で支援していきましょう．

● 看護技術の習得を中心に行うと，手順ばかり覚えてしまうようになります．まずは療養者に起こっていることのアセスメントをしっかりとできるようにし，必要な看護の根拠がわかるように支援します．

療養者にも可能な範囲で新卒看護師であることを伝え，一緒に育ててもらえるように支援します．

白十字訪問看護ステーションの概要
● 看護師19人（育休中2人含む，常勤13人，非常勤6人），常勤換算11.9
● 利用者数145人／月
● 訪問件数900件／月

## 新卒看護師の育成の実際

### 同行訪問

#### ◎同行訪問する療養者の選定

● 状態が安定し病態がわかりやすいケース
● 訪問看護が開始されてから期間が経ち，日常生活や他のサービスの調整が安定しているケース
● 週に複数回訪問しているケース
を選択します．

例えば月2回と訪問頻度が少ない療養者の体調のチェックと健康相談は，様々なアセスメントや情報提供を必要とするため，新卒看護師には難しいケースかもしれません．

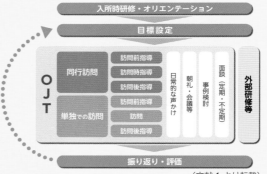

新任訪問看護師の育成のための OJT の概要

（文献1より転載）

#### ◎ OJT で指導

● 排泄ケアや保清のケア，リハビリ等で週に何度も訪問している慢性疾患や難病の療養者を，先輩訪問看護師とともに同行訪問し，疾患や病状の変化を一緒にアセスメントして，それに基づき看護を提供することで，一連の看護過程を身に付けていきます．
● 毎回の訪問前に今回の訪問においてどのようなことに注意して観察するか確認します．
● 同行訪問中も可能な範囲で先輩訪問看護師が観察のポイントや判断の根拠を説明しながらケアします．
● 訪問後は新卒訪問看護師の気づきやアセスメントを確認し，観察・アセスメントができている部分のフィードバックと，不足・改善が必要な部分は新卒看護師が自ら気づけるように支援します．

#### ◎同行の期間

● 新卒看護師や療養者の状況にもよりますが，6か月から10か月で徐々に単独訪問に移行し，1年経つ頃には新規依頼の療養者のケース以外は単独訪問が可能となってきます．

## 医療的ケアの指導

● 看護技術の中でも膀胱留置カテーテルの入れ替えやCVポートの管理，ストーマケアなどケースによって経験しないものもあるので，基礎看護技術のチェックリストを作成し，経験したことがない技術も経験できるように，職場全体でサポートします．

## 外部研修

● 近隣の連携している病院と協働し，病院で行っている新人看護師研修に参加し，看護技術のトレーニング（例；ポジショニング，感染予防行動，採血，静脈注射，ポートの取り扱い等）を行っています．
● 様々な団体が行っている研修（p.33）から，新卒看護師に有効だと思われる研修（訪問看護 e-ラーニング，フィジカルアセスメント，褥瘡ケア等）を新卒看護師とともに選択し，外部研修に積極的に出られるよう勤務の調整を図ります．

## 当ステーションでの新卒看護師育成計画書（最初の3か月）

◆新任訪問看護師個別育成計画書の例（対象者氏名 ： 〇〇 〇〇〇 ）

| | | 1か月 | 2か月 | 3か月 |
|---|---|---|---|---|
| 到達目標 | | ・ステーションの理念・就業規則・職場のルール等を理解する． | ・訪問看護師としての基本的態度を身につけ，訪問看護に必要な看護技術の確認ができる．<br>・業務の流れを一通り理解することができる．<br>・本人・家族を中心に捉え，生活重視の視点を持つことができる． | ・指導者のサポートのもとで，ケアの一部を主体的にできる．<br>・本人だけでなく，家族を含めてケア対象として捉え，家族への働きかけができる |
| 指導内容 | | | | |
| | 所内研修 | ・ステーションの理念・就業規則・職場のルール等を伝える．<br>・ステーションのマニュアルや他の職員に聞きながら，1日の流れ・1週間の流れ・他の職員との情報共有の仕方・記録の書き方等を学ぶ．<br>・OJTマニュアルの評価シートを渡し，約1年かけて身に着けたい達成目標を明確にする．<br>・年度初めの個人面談を行い，目標を明確化する． | ・基礎看護技術についての所内でのデモンストレーションを行う．<br>・カンファレンスを通して，ステーションで担当している利用者や家族のアセスメントの理解を深める．<br>・OJTマニュアルの評価シートを用いて，進行状況を管理者と確認し合う． | ・介護保険制度，訪問看護制度，事業所の一員としてどのように多職種連携をすすめていくか等についての勉強会を所内で行う．<br>・指導者とともに担当している利用者について，所内のカンファレンスでプレゼンテーションを行い，自分のアセスメントを他者に伝えることができる． |
| | 同行訪問 | ・訪問時の挨拶，マナー，態度などを理解する．<br>・同行訪問と同行訪問後の振り返りを通して，病態や生活状況のアセスメントがどの程度できているかを確認する．実践している看護ケアの根拠を理解しているかの確認をし，不足している部分は伝える． | ・同行訪問と同行訪問後の振り返りを通して，病態や生活状況のアセスメントがどの程度できているかを確認する．実践している看護ケアの根拠を理解しているかの確認をし，不足している部分は伝える．<br>・指導者と一緒に担当している利用者の看護過程の展開を行う． | ・同行訪問と同行訪問後の振り返りを通して，病態や生活状況のアセスメントがどの程度できているかを確認する．実践している看護ケアの根拠を理解しているかの確認をし，不足している部分は伝える．<br>・指導者と一緒に担当している利用者の看護過程の展開を行う．<br>・指導者のアドバイスのもと，利用者の変化や情報共有したいことを，多職種へきちんと伝えられるようにする． |
| | 外部研修 | 各団体で行われている訪問看護基礎研修<br>新人看護師研修（〇〇病院と合同）<br>訪問看護 e－ラーニング<br>地域で行われる多職種連携の研修会 | 各団体で行われている訪問看護基礎研修<br>新人看護師研修（〇〇病院と合同）<br>訪問看護 e－ラーニング<br>地域で行われる多職種連携の研修会 | 訪問看護師における褥瘡ケアの研修<br>フィジカルアセスメントの研修<br>地域で行われる多職種連携の研修会 |

引用文献

1）東京都福祉保健局高齢社会対策部介護保険課．訪問看護 OJT マニュアル．2013, 4.
http://www.fukushihoken.metro.tokyo.jp/kourei/hoken/houkan/ojtmanyual.html ［2019/5/7 閲覧］

**MEMO**

# 第3章

# 訪問看護のしくみ

# 1 訪問看護制度とは

訪問看護を行う事業所ごとに申請を行い「指定」を受けることで，健康保険法および介護保険法に基づく訪問看護を行うことができます．

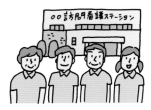

**Point!**
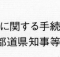
- 事業所は「訪問看護ステーション」「医療機関（病院・診療所）」があります．
- 訪問看護を行うためには，①法人に関する手続き②事務所に関する手続き③運営規定等④訪問看護従事者の確保等の手続きを都道県知事等（介護保険），地方厚生局長（医療保険）に行います．

 **訪問看護の従事者**

**管理者**

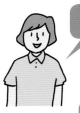
保健師
看護師

**Point!**
- 常勤の保健師または看護師が管理者となります（p.16参照）．
- 管理者は，訪問看護や同じ敷地内の事業所や施設で看護を行うことができます．例えば，午前は管理，午後は訪問看護など管理者として支障がないように勤務します．

**指定居宅サービス等の事業の人員，設備及び運営に関する基準　第61条**

**従事者**

保健師
看護師
准看護師

**Point!**
- 従事者は常勤換算2.5人以上が基準になります．
- 管理者は，管理者と兼務になりますので従事者としては約0.5人程度．
- 従事者は常勤換算2.0人以上必要となります．

**指定居宅サービス等の事業の人員，設備及び運営に関する基準　第60条**

**常勤換算の計算方法**
1週間あたりの実働時間を常勤者の1週間あたりの労働時間で除して得た数を員数に算入します．
例：常勤看護師2名（管理者含む），非常勤看護師2名
1週間の常勤者の勤務時間35時間の場合
・管理者は兼務で実働17時間　・常勤看護師1名は35時間　・非常勤看護師2名は合わせて実働40時間

$$常勤換算 \quad \frac{17時間 + 35時間 + 40時間}{35時間} = 2.6人$$

理学療法士
作業療法士
言語聴覚士

**Point!**
- 医療機関（病院，診療所）から理学療法士等が訪問して行う場合は「訪問リハビリテーション」，訪問看護ステーションからの場合は，看護職員の代わりに訪問する「看護師等」の位置づけです．「看護業務の一環としてのリハビリテーションを看護職員の代わりに訪問させるものであることを利用者に説明して同意を得ることになっています．」

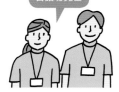

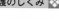

## 訪問看護の対象者

**Point!**
- 小児から高齢者まで訪問看護を必要とする全ての人が対象となります.
- 訪問看護は利用者の年齢や疾病によって利用する制度が異なります.

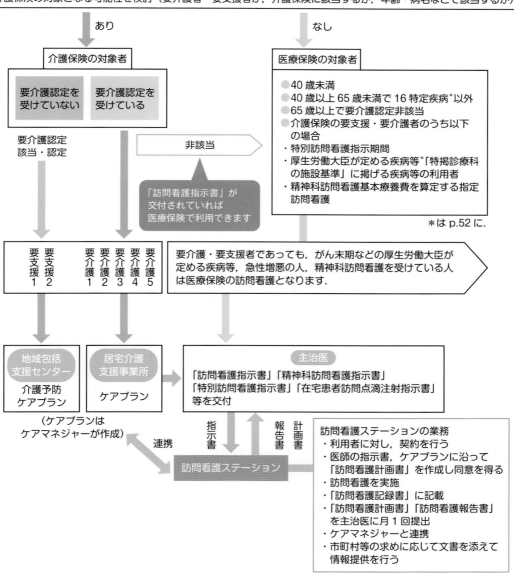

訪問看護の利用を検討（療養上の世話，診療の補助，リハビリテーション等，療養上の指導，健康管理等）

介護保険の対象となる可能性を検討（要介護者・要支援者か，介護保険に該当するか，年齢・病名などで該当するか）

あり ／ なし

**介護保険の対象者**

| 要介護認定を受けていない | 要介護認定を受けている |
|---|---|

要介護認定該当・認定 ／ 非該当

「訪問看護指示書」が交付されていれば医療保険で利用できます

**医療保険の対象者**
- 40 歳未満
- 40 歳以上 65 歳未満で 16 特定疾病*以外
- 65 歳以上で要介護認定非該当
- 介護保険の要支援・要介護者のうち以下の場合
  ・特別訪問看護指示期間
  ・厚生労働大臣が定める疾病等*「特掲診療科の施設基準」に掲げる疾病等の利用者
  ・精神科訪問看護基本療養費を算定する指定訪問看護

*は p.52 に.

要支援1 要支援2 要介護1 要介護2 要介護3 要介護4 要介護5

要介護・要支援者であっても，がん末期などの厚生労働大臣が定める疾病等，急性増悪の人，精神科訪問看護を受けている人は医療保険の訪問看護となります.

**地域包括支援センター** 介護予防ケアプラン

**居宅介護支援事業所** ケアプラン

（ケアプランはケアマネジャーが作成）

**主治医**
「訪問看護指示書」「精神科訪問看護指示書」「特別訪問看護指示書」「在宅患者訪問点滴注射指示書」等を交付

連携 ／ 指示書 ／ 報告書 ／ 計画書

**訪問看護ステーション**

**訪問看護ステーションの業務**
- 利用者に対し，契約を行う
- 医師の指示書，ケアプランに沿って「訪問看護計画書」を作成し同意を得る
- 訪問看護を実施
- 「訪問看護記録書」に記載
- 「訪問看護計画書」「訪問看護報告書」を主治医に月1回提出
- ケアマネジャーと連携
- 市町村等の求めに応じて文書を添えて情報提供を行う

一般社団法人全国訪問看護事業協会編. 訪問看護実務相談 Q & A：令和元年度版. 東京, 中央法規出版, 2019, 2. 一部改変.

## 16 特定疾病

①がん（末期）
②関節リウマチ
③筋萎縮性側索硬化症
④後縦靭帯骨化症
⑤骨折を伴う骨粗鬆症
⑥初老期における認知症
⑦進行性核上性麻痺，大脳皮質基底核変性症，パーキンソン病
⑧脊髄小脳変性症
⑨脊柱管狭窄症
⑩早老症
⑪多系統萎縮症
⑫糖尿病性神経障害，糖尿病性腎症，糖尿病性網膜症
⑬脳血管疾患
⑭閉塞性動脈硬化症
⑮慢性閉塞性肺疾患
⑯両側の膝関節又は股関節に著しい変形を伴う変形性関節症

介護保険法令施行令第2条

## 厚生労働大臣が定める疾病等

①末期の悪性腫瘍
②多発性硬化症
③重症筋無力症
④スモン
⑤筋萎縮性側索硬化症
⑥脊髄小脳変性症
⑦ハンチントン病
⑧進行性筋ジストロフィー症
⑨パーキンソン病関連疾患（進行性核上性麻痺，大脳皮質基底核変性症およびパーキンソン病（ホーエン・ヤールの重症度分類がステージ3以上であって生活機能障害度がⅡ度又はⅢ度のものに限る）
⑩多系統萎縮症（線条体黒質変性症，オリーブ橋小脳萎縮症及びシャイ・ドレーガー症候群）
⑪プリオン病
⑫亜急性硬化性全脳炎
⑬ライムゾーム病
⑭副腎白質ジストロフィー
⑮脊髄性筋萎縮症
⑯球脊髄性筋萎縮症
⑰慢性炎症性脱髄性多発神経炎
⑱後天性免疫不全症候群
⑲頚髄損傷
⑳人工呼吸器を使用している状態

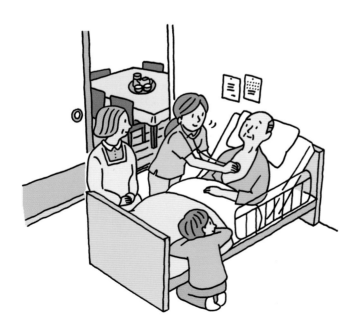

費用の流れ

**Point!**

● 訪問回数や時間によって報酬や利用料が異なります．報酬・利用料は 2019 年度の数字です．

### 介護保険による訪問看護

ケアマネジャーが訪問看護の内容，日程，時間等の予定表（提供票）等のケアプランを作成

↓

ケアプラン，提供票を基に実施

急性増悪等

**訪問看護費**：単位設定（地域別の 1 単位の単価を乗じた額）
◇保健師，看護師による訪問
【20 分未満】312 単位　【30 分未満】469 単位
【30 分以上 1 時間未満】819 単位
【1 時間以上 1 時間 30 分未満】1,122 単位
◇准看護師による訪問（上記単位の 90/100 で計算）
◇理学療法士，作業療法士，言語聴覚士による訪問
【1 回（20 分以上）】297 単位（6 回 / 週まで）
　（1 日に 2 回を超えて実施する場合は 90/100）

**加算等**
◇退院時共同指導加算　　600 単位
◇初回加算　　　　　　　300 単位
◇早朝・夜間・深夜の訪問看護加算
　早朝・夜間 25/100　　深夜 50/100
**その他**
◇複数名訪問加算（看護師）
◇長時間訪問看護加算
◇看護・介護職員連携強化加算
◇特別地域訪問看護加算（厚生労働大臣が定める地域）
◇中山間地域のおける小規模事業所加算
◇中山間地域等に居住する者へのサービス提供加算

厚生労働大臣が定める基準に適合
都道府県知事等に届出た場合に
算定できる

◇看護体制強化加算
◇サービス提供体制強化加算
◇緊急時訪問看護加算
◇特別管理加算

区市町村 / 介護保険の保険者に請求，訪問看護費給付

**利用料**
・介護負担割合証（1 ～ 3 割負担）を確認
・自己負担額を利用者に請求

### 医療保険による訪問看護

回数制限がない（週 4 日以上）

「特別訪問看護指示書」　　厚生労働大臣が定める疾病等

週に 3 回が限度

**訪問看護基本療養費（Ⅰ）**：円設定
◇保健師，助産師，看護師，理学療法士，作業療法士，言語聴覚士による訪問
（1 回の訪問時間は 30 分～1 時間 30 分が標準）
【週 3 日目まで】5,500 円　【週 4 日目以降】6,500 円
◇准看護師による訪問
【週 3 日目まで】5,050 円　【週 4 日目以降】6,050 円

**訪問看護管理療養費**
【月の初日】7,440 円　【月の 2 日目以降】3,000 円

**加算等**
◇退院時共同指導加算　　8,000 円
◇夜間・早朝・深夜訪問看護加算
【夜間・早朝訪問看護加算】2,100 円
【深夜訪問看護加算】4,200 円
**その他**
◇乳幼児加算　　◇複数名訪問看護加算
◇難病等複数回訪問看護加算
◇長時間訪問看護加算
◇看護・介護職員連携強化加算
◇特別地域訪問看護加算

厚生労働大臣が定める基準に適合
地方厚生局長等に届出た場合に算定できる

健康保険等 / 医療保険の保険者に請求，訪問看護療養費の給付

◇機能強化型訪問看護管理療養費
◇24 時間対応体制加算
◇特別管理加算

訪問看護ステーション

**利用料**
・健康保険証（1 ～ 3 割負担），限度額適用認定証，指定難病等の受給者証，自立支援医療等の医療費助成を確認
・自己負担額を利用者に請求

一般社団法人全国訪問看護事業協会編．訪問看護実務相談 Q & A：令和元年度版．東京，中央法規出版，2019．9．一部改変．

## 2 依頼から契約までの流れ

  訪問看護の依頼

Point!
- 訪問看護の依頼元は，療養者，家族，ケアマネジャー，保健所（保健師），病院（外来，退院支援，退院調整看護師，社会福祉士），診療所・クリニックの医師からです.
- 「訪問看護利用申込書」（p.55）に記入して訪問看護の依頼内容を確認します.

  利用する保険の確認（介護保険，医療保険）

Point!
- 療養者の年齢，病名，介護保険に該当するか，利用しているかによって保険が異なります.
- 「訪問看護指示書」の病名，保険証，認定証など確認します（p. 56 参照）.

 主治医が交付した「訪問看護指示書」の確認

介護保険・医療保険で看護を行うには「訪問看護指示書」が必要です.

**指定居宅サービス等の事業の人員，設備及び運営に関する基準第 69 条**
（主治の医師との関係）は，「指定訪問看護事業者は，指定訪問看護の提供の開始に際し，主治の医師による指示を文書で受けなければならない.」

Point!
「訪問看護指示書」は次のように 5 種類あります. 主治医が「訪問看護指示書」を交付した際に，訪問看護指示料（診療報酬）として療養者負担が生じます. 訪問看護ステーションからも説明します.

**訪問看護指示書の種類** [3] （主治医が算定する診療報酬＝指示料 1 点 10 円）

| | |
|---|---|
| 訪問看護指示書<br>（指示料 300 点） | 介護保険・医療保険共通の指示書．指示有効期間は指示日から最長 6 か月まで |
| 精神科訪問看護指示書<br>（指示料 300 点） | 精神科を標榜する医師が指示書を交付．指示有効期間は指示日から最長 6 か月まで |
| 特別訪問看護指示書<br>（指示料 100 点加算） | 「訪問看護指示書」を交付している主治医が，病状の急性増悪などで週 4 日以上の訪問が必要な場合に交付される．指示有効期間は指示日から最長 14 日まで，月に 1 回交付<br>気管カニューレ，真皮を越える褥瘡の場合は，月に 2 回まで交付 |
| 精神科特別訪問看護指示書<br>（指示料 100 点加算） | 「精神科訪問看護指示書」を交付している主治医が，服薬中断などで急性増悪し頻回の訪問看護が必要であると判断した場合に交付．指示有効期間は指示日から最長 14 日まで，月 1 回交付 |
| 在宅患者訪問点滴注射指示書<br>（指示料 100 点加算） | 3 日以上の点滴注射が必要と認められる場合に交付．指示有効期間は指示日から最長 7 日まで，週 1 回交付 |

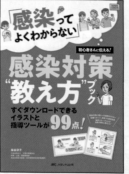
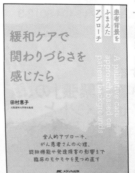

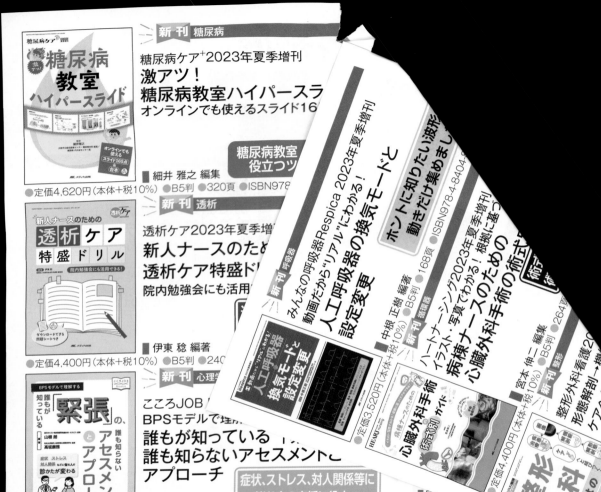

## 訪問看護の利用契約

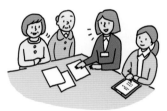

**Point!**
指定訪問看護事業者は，療養者，家族に対して，利用手続きや訪問看護の提供方法，内容，利用料等について説明を行い，書面によって同意を得ます．

## 訪問看護利用申込書

| 訪問看護利用申込書 | | | |
|---|---|---|---|
| 依頼年月日 | 年　月　日 | 依頼方法 | 来所・電話・郵送・FAX・訪問 |
| 依頼者氏名<br>住所・所属先 | | 利用者との関係<br>電話・FAX | |
| 利用者氏名　性別<br>住所 | | 生年月日<br>年齢<br>電話（自宅・携帯） | |
| 利用者情報 | | | |
| 訪問看護依頼理由<br>（療養者・家族の意向，依頼目的，看護内容）<br>家族状況<br>（氏名・続柄・同居または別居・連絡先・特記事項） | | | |
| 医療情報 | | | |
| 主治医<br>住所・連絡先 | | 現病歴<br>既往歴 | |
| 生活情報 | | | |
| ADL 状況 | | 食事，排泄，清潔など | |
| 保険情報 | 介護保険（介護・予防）　・医療保険　・その他（　　　　　　） | | |
| 退院前カンファレンス・担当者会議　の日程 | | | 年　月　日　時間　場所 |
| 特記事項 | 訪問看護指示書（　有・無→依頼先：　　　　　　　　　　　　　　　　　） | | |

## 訪問看護指示書

訪 問 看 護 指 示 書
在宅患者訪問点滴注射指示書　　※該当する指示書を○で囲むこと
訪問看護指示期間 （　　年　月　日　～　　年　月　日）
点滴注射指示期間 （　　年　月　日　～　　年　月　日）

| 患者氏名 | | 生年月日 | 明・大・昭・平　年 月 日　　歳 |
|---|---|---|---|
| 患者住所 | | | |

| 主たる傷病名 | | (1) | (2) | (3) |
|---|---|---|---|---|

傷病名を確認
介護保険または医療保険による訪問看護の判断基準となります．

| 現在の状況 | 病　状 治療状態 | | | | | | | | |
|---|---|---|---|---|---|---|---|---|---|
| | 投与中の 薬剤の用量・用法 | 1. | | | 2. | | | | |
| | | 3. | | | 4. | | | | |
| | | 5. | | | 6. | | | | |
| | 日常生活 自立度 | 寝たきり度 | 正常 J1 | J2 | A1 | A2 | B1 | B2 | C1　C2 |
| | | 認知症の状況 | 正常 Ⅰ | Ⅱa | Ⅱb | Ⅲa | Ⅲb | Ⅳ | M |
| | 要介護認定の状況 | | 要支援 （ 1 2 ）　　　要介護 （ 1 2 3 4 5 ） | | | | | | |
| | 褥　瘡　の　深　さ | | DESIGN 分類　D3　D4　D5　　NPUAP 分類　Ⅲ度　Ⅳ度 | | | | | | |
| | 装着・使用 医療機器等 | 1. 自動腹膜灌流装置　2. 透析液供給装置　3. 酸素療法（　L／min） 4. 吸引器　5. 中心静脈栄養　6. 輸液ポンプ 7. 経管栄養（経鼻・胃瘻：　サイズ　　日に　回交換） 8. 留置カテーテル（部位：　サイズ　　日に　回交換） 9. 人工呼吸器（陽圧式・陰圧式：設定　　　　　　） 10. 気管カニューレ（サイズ　　　　　　） 11. 人工肛門　　12. 人工膀胱　　13. その他（　　　　　　　） | | | | | | | | |

医療機器の指示を確認，指示を守ります．

留意事項及び指示事項
Ⅰ　療養生活指導上の留意事項

ケアや処置，リハビリ等の具体的な指示を確認，看護，リハビリを行います．

Ⅱ　1. リハビリテーション
　　2. 褥瘡の処置等
　　3. 装着・使用医療機器等の操作援助・管理
　　4. その他

在宅患者訪問看護点滴注射に関する指示（投与薬剤・投与量・投与方法等）

緊急時の連絡先
不在時の対応法

夜間，休日などの連絡先を確認します．

特記すべき留意事項（注：薬の相互作用・副作用についての留意点，薬物アレルギーの既往，定期巡回・随時対応型訪問介護看護及び複合型サービス利用時の留意事項があれば記載して下さい）

他の訪問看護ステーションへの指示
（　無　有　：　　指定訪問看護ステーション名
たんの吸引等実施のための訪問介護事業所への指示
（　無　有　：　訪問介護事業所名

2か所の訪問看護ステーションを利用している場合，記載を確認．毎月（計画書，報告書等）を送り連携をはかります．

上記のとおり，指示いたします．　　　　　　　　　年　　　月　　　日（指示日）

事業所

医療機関名
住　　所
電　　話
（FAX）
医師氏名　　　　　　　　　　　　　　　　　　　㊞

有効期間は指示日からになります．指示日と指示期間日との相違がないように確認します．

指定訪問看護ステーション名のないものは無効．

押印のないものは無効．

# 3 訪問看護計画書および訪問看護報告書

 情報収集・アセスメント

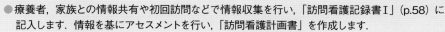Point!

● 療養者, 家族との情報共有や初回訪問などで情報収集を行い,「訪問看護記録書Ⅰ」(p.58) に記入します. 情報を基にアセスメントを行い,「訪問看護計画書」を作成します.

 訪問看護計画書 (p.59)

　指定居宅サービス等の事業の人員, 設備及び運営に関する基準第70条では,「看護師等(准看護師を除く. 以下この条において同じ.)は, 利用者の希望, 主治の医師の指示及び心身の状況等を踏まえて, 療養上の目標, 当該目標を達成するための具体的なサービスの内容等を記載した訪問看護計画書を作成しなければならない.

　看護師等は, 既に居宅サービス計画等が作成されている場合は, 当該計画の内容に沿って訪問看護計画書を作成しなければならない. 看護師等は, 訪問看護計画書の作成に当たっては, その主要な事項について利用者またはその家族に対して説明し, 利用者の同意を得なければならない.」としている.

 訪問看護の実施記録

　サービス提供の記録として「事業者は, 指定訪問看護の提供日, 提供した具体的なサービスの内容, 利用者の心身の状況その他必要な事項を記録するとともに, サービス事業者間の密接な連携を図るため, 利用者からの申出があった場合には, 文書の交付などの適切な方法により, その情報を利用者に対して提供しなければなりません.」[7]

Point!

● 看護師等は, 訪問日, 療養者の状態や病状, 生活状況, 家族介護の状況, 実施した看護内容, 訪問看護に要した時間を「訪問看護記録Ⅱ」(p.60) に書きます.
● 実施しながら, 目標の達成具合や問題点, 解決策を見直します.
● 再アセスメントを行い,「訪問看護計画書」の修正, 追加を行います.

 訪問看護報告書 (p.61)

記録の指導, 管理は管理者の役割

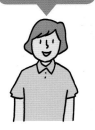

　指定居宅サービス等の事業の人員, 設備及び運営に関する基準第69条では,「指定訪問看護事業者は, 主治の医師に次条第1項に規定する訪問看護計画書及び訪問看護報告書を提出し, 指定訪問看護の提供に当たって主治の医師との密着な連携を図らなければならない.」

　第70条(訪問看護計画書及び訪問看護報告書の作成)では,「看護師等は, 訪問日, 提供した看護内容等を記載した訪問看護報告書を作成しなければならない. 指定訪問看護事業所の管理者は, 訪問看護計画書及び訪問看護報告書の作成に関し, 必要な指導及び管理を行わなければならない.」

第 3 章

## 訪問看護記録書Ⅰ（基礎情報）

訪問看護記録書Ⅰ

| | | | | |
|---|---|---|---|---|
| 利用者氏名 | | 生年月日 | 年　月　日（　　）歳 | |
| 住所 | | 電話番号 | | |
| 看護師等氏名 | | 訪問職種 | 保健師・看護師・准看護師<br>理学療法士・作業療養士・言語聴覚士 | |

| | |
|---|---|
| 初回訪問　年月日 | 年　　月　　日（　　）　時　　分　〜　　時　　分 |
| 主たる傷病名 | |
| 現病歴 | |
| 既往歴 | |
| 療養状況 | |
| 介護状況 | |
| 生活歴 | |

> 訪問看護開始前の病状経過や療養，介護状況などを聞きながら，療養者と家族がどのように思い，どのような生活を送っていたかをアセスメントします。

| | |
|---|---|
| 家族構成 | 氏名　　　　年齢　　　　続柄　　　職業　　　特記すべき事項 |
| 主な介護者 | |
| 住環境 | |
| 訪問看護の依頼目的 | |

> 病状や生活などを療養者と家族がどのように思い，どのような生活を送りたいと考えているのかを聞きながら訪問看護で支援していくことをアセスメントします。

| | |
|---|---|
| 要介護認定の状況 | 要支援（　1　2　）　　要介護（　1　2　3　4　5　） |

| ADL の状況 | 移動 | 食事 | 排泄 | 入浴 | 着替 | 整容 | 意思疎通 |
|---|---|---|---|---|---|---|---|
| 自立 | | | | | | | |
| 一部介助 | | | | | | | |
| 全面介助 | | | | | | | |
| その他 | | | | | | | |

> 療養者と家族の「できていること」「できないこと」「やりたいこと」「やりたくないこと」を聞きながら，具体的なフィジカル面，精神面などをアセスメントします。

| 日常生活自立度 | 寝たきり度 | J1　　J2　　A1　　A2　　B1　　B2　　C1　　C2　　M |
|---|---|---|
| | 認知症の状況 | Ⅰ　　　Ⅱa　　　Ⅱb　　　Ⅲa　　　Ⅲb　　　Ⅳ　　　V |

| | |
|---|---|
| 主治医等 | 氏名　　　医療機関名　　　所在地　　　電話番号　　　緊急時の連絡先 |
| 家族等の緊急時連絡先 | |
| 介護支援専門員等 | 氏名　　　指定居宅介護支援事業所名　　　電話番号　　　緊急時の連絡先 |
| 関係機関 | |
| 保健・福祉サービス等の利用状況 | |

## 訪問看護計画書

訪問看護計画書

| 利用者氏名 | | 生年月日 | 年　　月　　日　　（　　歳） |
|---|---|---|---|
| 要介護認定の状況 | 要支援 （ 1 2 ） 要介護 （ 1 2 3 4 5 ） | | |
| 住所 | | | |

看護・リハビリテーションの目標
　　看護目標
　　リハビリテーション目標

> 療養者の望んでいることやどのような支援をしていくか，療養者と家族にわかりやすい言葉で長期目標・短期目標を書きます．

| 年　月　日 | 問題点・解決策 | 評価 |
|---|---|---|
| | 看護　問題点・解決策 | 看護評価 |

> 計画作成日，見直した日を書きます．

> 療養者の問題点に注視するのではなく，個別ニーズ，どのような看護を提供していくかというメッセージを込めます．例えば，予防看護では「体調の安定」「皮膚トラブルを起こしやすい」，リハビリでは「筋力低下による転倒を起こしやすい」等，病名を告知していない場合は「痛みがある」等わかりやすい言葉で書きます．
> 解決策は，訪問時に行う観察やケア内容，リハビリなどを具体的に書きます．

> 指定居宅サービス等の事業の人員，設備及び運営に関する基準第 72 条（緊急時の対応）では，「看護師等は，現に指定訪問看護の提供を行っているときに利用者に病状の急変等が生じた場合には，必要に応じて臨時応急の手当を行うとともに，速やかに主治の医師への連絡を行い指示を求める等の必要な措置を講じなければならない．」としている．療養者と家族が安心できるように病状急変時の対応を解決策に書きます．

> 評価は，「目標に向けて計画通りに看護が遂行されているか，目標はどの程度達成されているかなどを評価して記載する．利用者のニーズが変化していたり，ニーズが満たされていない場合は，再アセスメントをして計画内容を変更する．担当看護師による評価だけでなく，他の看護師や管理者の意見を参考にして，偏りのない評価・修正を行う」[4]

| | リハビリテーション　問題点・解決策 | リハビリテーション評価 |
|---|---|---|

> 訪問看護ステーションの理学療法士，作業療法士及び言語聴覚士が訪問看護を行っている利用者の訪問看護計画は，看護職員と理学療法士等が利用者の情報を共有したうえで訪問看護計画書に示す様式に準じて作成することとしており，適切な訪問看護サービスが行われるよう連携を推進する必要がある [5]．

> 精神科訪問看護基本療養費 （1） は（届出）〔報酬告示 01-2-1〕が必要です．

| 衛生材料等が必要な処置の有無 | 有　・　無 | | |
|---|---|---|---|
| 処置の内容 | 衛生材料（種類・サイズ）等 | | 必要量 |
| | | | |

> 医療処置を行うために必要な衛生材料を書きます．

備考（特別な管理を要する内容，その他留意すべき事項等）

| 作成者① | 氏名：●● ●子 | 職種：看護師・保健師 |
|---|---|---|
| 作成者② | 氏名：■■ ■郎 | 職種：理学療法士・作業療法士・言語聴覚士 |

上記の訪問看護計画書に基づき指定訪問看護又は看護サービスの提供を実施いたします．
　　年　　月　　日
　○○クリニック
　　　　　　　　先生

事業所名
管理者氏名

> 療養者に説明同意日と署名をしてもらいます．

利用者
同意日　　年　　月　　日　署名

> 訪問看護指示書を交付している主治医に訪問看護計画書を毎月送ります．

## 訪問看護記録書Ⅱ（訪問の実施記録）

| 訪問看護記録書Ⅱ | | | |
|---|---|---|---|
| 利用者氏名 | | 看護師等氏名 | |
| | | 訪問職種 | 保健師・看護師・准看護師<br>理学療法士・作業療法士・言語聴覚士 |
| 訪問年月日 | 年　月　日（　）　時　分　〜　　時　　分 | | |
| 利用者の状態（病状） | 体温，脈拍，血圧，排泄，睡眠状況，水分や食事摂取状況，皮膚など状態，心身の状態，病状などを書きます． | | |
| 実施した看護・リハビリテーションの内容<br>看護内容<br><br>リハビリテーション内容 | 実施した看護，リハビリテーション内容と実施後の状態などを具体的に書きます． | | |
| その他 | 療養者や家族の思い，家族の介護状況などを書きます． | | |
| 備考 | | | |
| 次回の訪問予定日 | 年　月　日（　）　時　　分〜 | | |

### Point!
● 訪問看護を行う上で必要な書類があります．
● 療養者に関する書類等は，一定の期間（介護保険2年間，医療保険3年間）保有することになっています．

### 書類の流れ

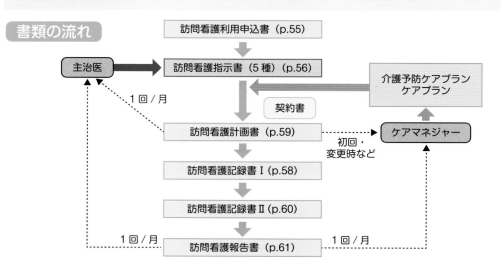

## 訪問看護報告書

<table>
<tr><td colspan="3" align="center">訪問看護報告書</td></tr>
<tr><td>患者氏名</td><td colspan="2">生年月日　　　年　　　月　　　日（　　　）歳</td></tr>
<tr><td>要介護認定の状況</td><td colspan="2">要支援（ 1　2 ）　　　　要介護（ 1　2　3　4　5 ）</td></tr>
<tr><td>住所</td><td colspan="2"></td></tr>
<tr><td rowspan="7">訪問日</td><td colspan="2">
年　　　月　　　　　　　　　　　　　　　　年　　　月<br>
1　2　3　4　5　6　7　　　　　　1　2　3　4　5　6　7<br>
8　9　10　11　12　13　14　　　　8　9　10　11　12　13　14<br>
15　16　17　18　19　20　21　　　15　16　17　18　19　20　21<br>
22　23　24　25　26　27　28　　　22　23　24　25　26　27　28<br>
29　30　31　　　　　　　　　　29　30　31
</td></tr>
<tr><td colspan="2">訪問日を○で囲むこと．理学療法士，作業療法士又は言語聴覚士による訪問看護を実施した場合は◇，特別訪問看護指示書に基づく訪問看護を実施した場合は△で囲むこと．緊急時訪問を行った場合は×印とすること．なお右表は訪問日が2カ月にわたる場合使用すること．</td></tr>
<tr><td>病状の経過</td><td>看護<br><br>リハビリ</td><td>看護師，理学療法士，作業療法士，言語聴覚士等が連携して1か月間の看護やリハビリで訪問時のバイタルサイン，病状，ADL，食事，排泄，清潔，睡眠，精神状態等，経過を読み手にわかりやすく簡潔に書きます．</td></tr>
<tr><td>看護・リハビリテーションの内容</td><td>看護の内容<br><br>リハビリテーションの内容</td><td>看護，リハビリテーションでの実施内容を具体的に書きます．</td></tr>
<tr><td>家庭で介護の状況</td><td colspan="2">家族の介護状況や体調，生活状況を書きます．</td></tr>
<tr><td>衛生材料等の種類・量の変更</td><td colspan="2">衛生材料等の名称：<br>使用及び交換頻度：<br>使用量：　　　　　　　　　　　1か月の使用量を記入</td></tr>
<tr><td colspan="3">特記すべき事項（頻回に訪問看護が必要な理由を含む）<br><br>「各欄の事項以外に主治医に報告する必要のある項目を記入する．また，頻回に訪問看護を行った場合，提供した訪問看護の内容についても記入する」[8]</td></tr>
<tr><td>作成者①</td><td>氏名：●●　●子</td><td>職種：看護師・保健師</td></tr>
<tr><td>作成者②</td><td>氏名：■■　■郎</td><td>職種：理学療法士・作業療法士・言語聴覚士</td></tr>
<tr><td colspan="3">上記のとおり，指定訪問看護又は看護サービスの提供の実施について報告いたします．<br>　年　　　月　　　日　　　　　　　　　　　　事業所名<br>訪問看護指示書を交付している主治医に訪問看護報告書を毎月送ります．　　管理者氏名　　　　　　　　印<br><br>　○○○クリニック　　　＿＿＿＿＿　殿</td></tr>
</table>

# 4 医師・ケアマネジャーとの連携

多職種連携の中から医師・ケアマネジャーとの連携について示します.

## 医師との連携

訪問看護を行う中で,指示の確認や状態の報告など主治医と連絡を取ることがあります.主治医に「自分が担当看護師」であることを伝え,お互いに顔の見える関係づくりを行います.

どのような連絡方法がよいのかを確認し,情報共有を積極的に行うことで医療連携がスムーズになります.

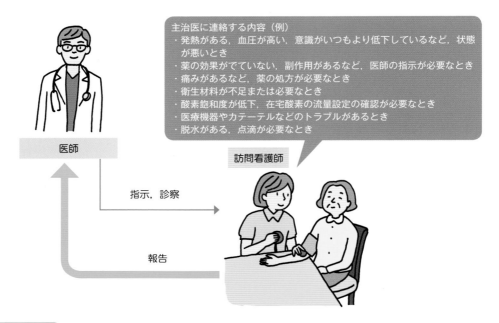

主治医に連絡する内容(例)
・発熱がある,血圧が高い,意識がいつもより低下しているなど,状態が悪いとき
・薬の効果がでていない,副作用があるなど,医師の指示が必要なとき
・痛みがあるなど,薬の処方が必要なとき
・衛生材料が不足または必要なとき
・酸素飽和度が低下,在宅酸素の流量設定の確認が必要なとき
・医療機器やカテーテルなどのトラブルがあるとき
・脱水がある,点滴が必要なとき

### 連絡方法

主治医の医療機関によって異なりますので事前に確認します.

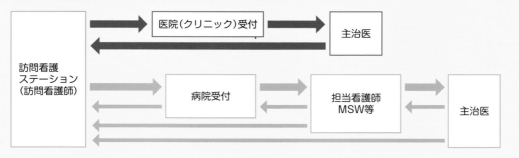

報告方法

電話, FAX, ICT (インターネット上の情報共有システム) を用いて報告します.

### これも覚えておこう！　SBAR*

● 医療の現場では, 報告のツール「SBAR」を用いて, できるだけ早く, シンプルに, 重要なことをもれなく伝える必要があります.

S : Situation (状況, 状態：何が起こっているのか)
　〇〇先生ですか？　　□□訪問看護ステーション　看護師の〇〇です.
　お忙しいところすみません.
　〇〇さんのことで報告 (相談) があります. …な状況が続いており, 心配です.

B : Background (背景, 経過：背景は何か)
　体温〇℃, 脈拍〇回 / 分, 血圧〇 / 〇mmHg, 酸素飽和度〇%, ……の経過です.

A : Assessment (評価：自分の考えは何か)
　……の状況を……と考えています (疑います).

R : Recommendation (提案, 依頼：自分の提案は何か)
　……が必要と考えます. ……の指示 (診察) していただきたいと思います.
　ありがとうございます.

＊ SBAR は, 米国で医療安全と質の管理を目的に開発された teamSTEEPS というチームワークトレーニングで用いられている報告のツールです.

## ケアマネジャーとの連携

● 介護保険による訪問看護を行う場合は, ケアマネジャーがケアマネジメントを行い, ケアプランの中に看護内容, 曜日や回数などを盛り込みます.

● 初回の訪問看護では, 基本的にケアマネジャーと一緒に訪問します.「訪問看護指示書」「ケアプラン」をもとに,「訪問看護計画書」(初回計画) を作成し, 療養者と家族の同意を得てから訪問看護を実施します.

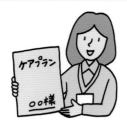

ケアマネジャー (介護支援専門員) がケアマネジメントを行います.
ケアマネジメントの業務は, ケアプラン (サービス計画) の作成,
サービス提供事業者間の連絡調整, 給付管理業務などがあります.

### Point!

● ケアプランの看護内容に修正や追加があるときや, 療養者の状態やケア方法などサービス提供事業者間に連絡が必要なときにケアマネジャーに報告します.

● 情報共有を積極的に行うことで多職種間の連携がスムーズになります.

## サービス担当者会議

　ケアプランの変更や更新をする場合，療養者の利用しているサービス事業者が療養者宅に集まりサービス担当者会議を開催します（p.130 参照）.

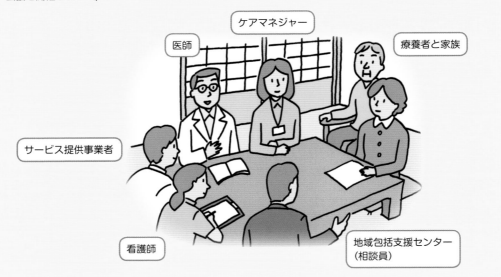

　「解決すべき課題にもとづき，地域でのサービス提供をも考えて，提供サービスの目標と達成時期，サービス提供上の留意点等を盛り込んだ計画の原案を作成します. 原案に位置づけたサービスの担当者との会議（サービス担当者会議）や照会により，原案について専門的見地からの意見をもとめます.」居宅サービス計画にもとづきサービスが行われます[10].

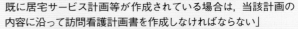**Point!**

　指定居宅サービス等の事業の人員，設備及び運営に関する基準第 70 条では，「看護師等は，既に居宅サービス計画等が作成されている場合は，当該計画の内容に沿って訪問看護計画書を作成しなければならない」
● 提供サービスの内容については，「訪問看護報告書」と「訪問看護計画書」を主治医に毎月送ります.
● 目標や援助内容の変更がある場合は，ケアマネジャーに連絡をして計画の修正を行います.

引用文献

1）一般社団法人全国訪問看護事業協会編. 訪問看護実務相談 Q & A：令和元年版. 東京，中央法規出版，2019, 10.
2）社会保険研究所. 訪問看護業務の手引き（介護保険・医療保険）平成 30 年 4 月版. 第 19 版. 東京，社会保険研究所，2018, 453.
3）前掲書 1），7-8 改変.
4）清崎由美子. 明日からできる訪問看護管理：これだけはおさえておきたい. 清崎由美子編. 大阪，メディカ出版，2018, 40.
5）前掲書 2），452 改変.
6）前掲書 1），24.
7）前掲書 2），52.
8）前掲書 4），41.
9）前掲書 2），734.
10）前掲書 2），735.
11）清崎由美子. 訪問看護師のための診療報酬&介護報酬のしくみと基本 2018（平成 30）年度改定対応版. 宮崎和加子ほか編. 大阪，メディカ出版，2018, 62-3.

# 第4章

## 訪問看護の実際

# 1 訪問に持っていくもの

このバッグ一つでどこでもケアをできるように，訪問看護に必要なものが詰まっています．

## ケアの基本用品（バイタルサインの測定）

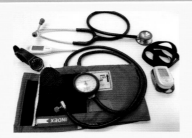

- 血圧計・パルスオキシメーター・聴診器・体温計など

## 名刺・身分証明書

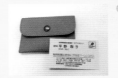

- 初回訪問や多職種連携において名刺は必須です．

## ペンライト・懐中電灯

- 災害時や住環境によって必要なこともあります．
- 瞳孔を見るときにも使います．

## 消毒液

- 医療処置の前後や手洗いができないときに使います．

## アルコール綿

- 点滴や医療処置時の消毒に使います．

## 爪切り・やすり

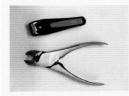

- 高齢者は爪が肥厚していることが多いのでニッパーや爪やすりは必需品です．

## 感染予防用品

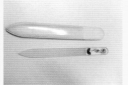

- グローブ・ビニールエプロン・足カバー・マスクなど
- 排泄ケアなどで使用します．

## 携帯スリッパ

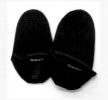

- 療養者宅の状況によっては必要なこともあります．

## 駆血帯

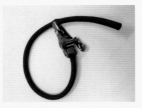

- 点滴や採血の指示がある時に対応できるように持参します．

## 入浴介助用エプロン・タオル

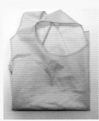
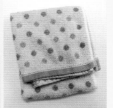

- 病状に応じて訪問看護師が入浴介助をすることもあります．

## 衛生材料

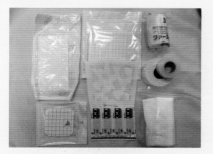

- ガーゼ・包帯・皮膚保護剤・テープなど
- 傷や褥瘡を発見したときにすぐに対応できるように準備します.

## 洗浄ボトル

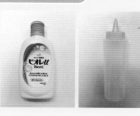

ボトルは療養者宅に常備することもあります.

- 様々な部位を洗浄するのに役立ちます!

## はさみ

- 創傷被覆材やテープのカットに使用します.

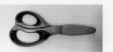

## ウエットティッシュ

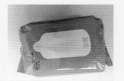

- 手洗いができないときに.

## 口腔ケアスポンジ

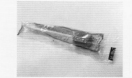

- うがいができないときに便利

## メジャー

- 家の間取りの測定の他, むくみや腹囲の測定に使用します.

## 地域の情報や地図・褥瘡スケール

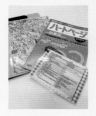

- 初回訪問の時に役立ちます.
- 必要に応じ, 防災マップ, 他の事業所の連絡先, 福祉用具のパンフレットなど.

## 舌圧子

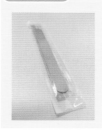

## カメラ

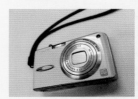

- スマートフォンでも代用可能です. 褥瘡の評価などに使用します.

## スライディングシート

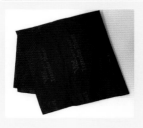

- 一人で移動介助を行うことが多いので, 療養者の安楽のためや看護師の腰痛予防のために.

## ◎その他にあると便利

- 筆記用具
- マジック（薬に日付記入するときなど）
- ティッシュ
- 携帯電話・タブレット
- 新聞紙
- ビニール袋　など

◎忘れ物を取りに戻らなくてもよいように, 出発前にしっかりとバッグの中を確認しましょう

第4章

# 2 訪問時のマナー

　療養者や家族，関係者は私たちの身だしなみや立ち居振る舞いを見ています．また，移動中などの様子も見られていますので，注意しましょう．

　療養者や家族は他人を自宅に招き入れることになるので，時に看護そのものよりも訪問看護師のマナーに重きを置くことがあり，その点で満足を得られないと信頼関係を壊しクレームにつながります．そのため療養者や家族が過ごしてきた年代の常識を学んでおくとよいでしょう．

 ## 身だしなみ

### ❶ 制服があれば正しく着ましょう

● 私服の場合は襟のあるものを着用するときちんと見えます．
● ズボンの丈はくるぶしを隠しているものがよいでしょう．
　（感染予防の観点からも素肌が露出していない服装がよいでしょう）

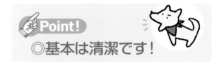

☞**Point!**
◎基本は清潔です！

　私服の場合も華美な服装やTシャツや短パン，ジーパン（デニム）など軽装過ぎないようにしましょう．

### ❷ 清潔なものを着用し，持参します

● 襟や靴下は汚れていませんか？
● 靴はかかとを踏んづけていませんか？
● 鞄は汚れていたり，痛み過ぎていませんか？

### ❸ 髪の毛も清潔にしましょう

● 長ければまとめます．
● フケなど肩に落ちていませんか？

### ❹ 自身の香りに注意しましょう

● 華美な化粧は避けます．
● 香りの強い洗剤や香料の使用は訪問時はやめましょう．

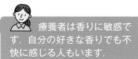　療養者は香りに敏感です．自分の好きな香りでも不快に感じる人もいます．

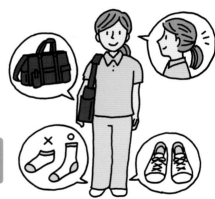
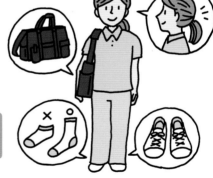

### 四季折々の注意：夏場の対策

　訪問時は四季折々，自分自身への対策も大切です．

#### ◎熱中症対策

● 水分・塩分補給はこまめに行いましょう（入浴などのケア時は大量の汗をかくので，自分自身のケアも大切です）．
● 保冷剤などを活用し，自分自身の体温調整も注意が必要です．

#### ◎汗・におい対策

リフレッシュにも役立ちます．

● デオドラント剤や制汗剤など活用しましょう．
● ステーションには簡単に戻れないので，特に夏場はペーパータイプの制汗剤なども持参するとよいでしょう．
● 汗をかきやすい方は，必要時着替えを持参しておくことも大切です．

## ◎日焼け対策

● 訪問の現場では移動手段は様々ですが，移動など屋外での時間が多くあります．
● 日中に受ける紫外線の影響も大きくなるので，日焼け止めなどを活用しましょう．
● 帽子やUV加工をされた上着，アームカバー，サングラス，フェイスマスクなども活用するとよいでしょう．

## ◎その他

● 自動車の場合は訪問後車内の温度はかなりの高温になります．
● 車内に熱で変性しやすい物やペットボトルの飲み物などは置かないようにしましょう．
● また，ハンドルやシートも高温になっていますので，やけどをしないように注意しましょう．

### 四季折々の注意：冬場の対策

## ◎寒さ対策

● 自身の体調に合わせて様々な対策を取りましょう．
● 使い捨てカイロ，保温性の高い肌着（インナー），防風・防寒性の強いアウター，手袋，マフラー，帽子など．

## ◎感染予防

● 風邪やインフルエンザにかからないように細心の注意をしましょう．
● 自分ももちろん，療養者や家族もかからないように助言します．
● 事業所によって違いますが，マスクを着用しましょう．

**注意！** ◎インフルエンザなどの感染症を発症した場合

● 自分自身：感染源になってしまうため，管理者へ報告し休暇を取ります．出勤再開についても管理者や医師と相談して決めます（p.122 参照）．
● 療養者および家族：必要時は訪問をします．マスクを使用するなど，感染予防に努めましょう．

 立ち居振る舞い

### ❶ 挨拶は正しく行いましょう！

● 「おはようございます」「こんにちは」「こんばんは」など正しく使いましょう．
● 療養者や家族の体調や，外では近所の目もあるので，声の大きさなど注意しましょう！
「明るく元気よく！」ばかりがよいわけではありません．
療養者の体調に合わせたコミュニケーションが必要です．
● お辞儀の角度には意味があります．状況に合わせたお辞儀を知っておきましょう．

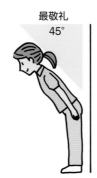

最敬礼 45°

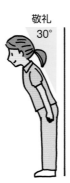

敬礼 30°

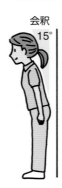

会釈 15°

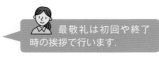
最敬礼は初回や終了時の挨拶で行います．

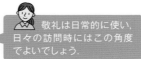
敬礼は日常的に使い，日々の訪問時にはこの角度でよいでしょう．

第4章

### ❷ 名刺

● 名刺は名刺入れに必ず入れましょう.
● 名前は自分から名乗り,笑顔でしっかりと相手の顔を見ながら名刺を渡しましょう.
● 名刺は基本的にはその場にいらっしゃる方,すべてに渡しましょう.
● 名刺をいただいたときは,名刺入れにしまいましょう. 決して,ポケットなどに入れないようにします.

### ❸ 上着・レインコート（レインウェアー）

● ジャケットやコートなどは玄関に入る前に脱ぎましょう.
● 脱いだ物は玄関先に置かせてもらいます（感染予防と忘れ物防止に！）.
● 傘やレインコートなどで玄関を雨で汚さないようにしましょう（雨つゆで玄関が濡れると転倒のリスクにもなります）.
● 場合によってはレインブーツも用意が必要です. 濡れた足や裸足で療養者
　宅へ訪問することはマナー違反です. 予備の靴下を持つなど工夫しましょう.

> 突然の天候の変化に注意が必要です. 天気予報を朝,昼時など十分に確認しましょう.

### ❹ 玄関では正面を向いて入り,履き物を揃えましょう

● 玄関は正面を向いて入りましょう. 靴を脱いで上がってから向きを変えて,靴を揃えて端に置きます（家族の出入りに邪魔にならない所に置きましょう）.

> 靴は下座へ揃えておくことがマナーですが,空いていない場合もあるので邪魔にならない所へ置きましょう.

### ❺ 感染予防

● 特に冬場など感染予防に注意をはらいます.
● 洗面所などでケアの前に必ず手洗いを行います.
● 鞄などは外では地面に置かないようにしましょう.
● ペーパータオルや,1訪問に1枚のタオルを持ちましょう.

> 「外から来たので,手洗いをさせてください」と一声かけるとよいでしょう.

### ❻ 必要な部屋以外は立ち入らない

● 散らかっていても「知らん顔」. 療養者の方の中には「散らかった部屋によその人を招くなんて失礼！　片付けてお迎えしないと！」と思う方がいらっしゃいます. 家はあくまでも療養者・家族のプライベートな場所と認識します.
● ケアは必要な場所で,必要なことから実践できればよいです.

**注意！** ◎むやみな立ち入り
● 療養者の自宅はあくまでもプライベートな場所なので,居室や洗面所以外のむやみな立ち入りはトラブルになることもあります.

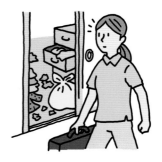

### ❼ 音に注意しましょう

● 扉を閉める音,歩く音など普段の生活と違う音は耳障りに感じることもあります. 療養者や家族を不愉快にさせないよう注意しましょう.

### ❽ 訪問時間

● 訪問予定時間よりも10分以上遅れるときは療養者宅へ連絡します.
● 時間のルールは事業所の規定も異なるので,必ず確認をしましょう.
● スタッフの皆さんの個人情報保護の関係で,事業所に連絡をして事業所から療養者宅へ連絡をすることもあります.

### ❾ 不在時は事業所もしくは管理者へ報告が必要

● 短期入所やキャンセルの予定がないにもかかわらず,訪問したときに不在の場合は,自宅内で事故が起こっていることも考えられるので,事業所もしくは管理者へ報告し指示を仰ぎます.

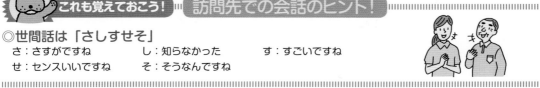

## これも覚えておこう！ 訪問先での会話のヒント！

◎世間話は「さしすせそ」

さ：さすがですね　　　し：知らなかった　　　す：すごいですね

せ：センスいいですね　　そ：そうなんですね

## これも覚えておこう！ 敬 語

● 会話（コミュニケーション）の基本は「敬語」です！
● どんなに親しくなっても「タメ口」などは避けましょう.
● 見下すように聞こえるので，赤ちゃん言葉は厳禁です．簡単に説明をしようとすると「赤ちゃん言葉」のように聞こえることも多くあります.
● 社会人としての正しい「敬語」や会話の方法を身につけましょう.

≪たとえば≫

◎電話対応

訪問看護ステーションに電話：

Q「○○ですけど，田中さんいますか？」

　A1 ⟹ × 「いません」

　A2 ⟹ ○ 「ただいま，訪問に出ており不在にしております．よろしければご用件をお伺いいたしましょうか？」

訪問中痛みの質問に対して：

Q「腰の痛みがなかなか取れないのよね」

　A1 ⟹ × 「どこが痛いのかな〜？　どんな時，痛いかわかる〜？」

　A2 ⟹ ○ 「腰のどのあたりが痛みますか？　それはどのような時に痛みますか？」

◎呼 称

名字で呼びましょう.

　「佐藤さん」⟹ ○

　「太郎さん」⟹ △

　訪問先で家族はすべて同じ姓なので，時に名前で呼ぶこともありますが，最初に一言断っておくとよいでしょう.

　例）「皆さん同じ名字なので，お声かけするとご本人なのかご家族なのかわかりにくいため，下のお名前でお呼びしてもよろしいでしょうか？」

　「おとうさん」「おかあさん」「おじいちゃん」「おばあちゃん」⇒ ×

● 看護師の「おとうさん」「おかあさん」ではないので，特に注意です.

## 移 動

### ❶ 交通ルールを守りましょう

● 自動車は当然ですが，自転車の走行時のルールも守りましょう.
● 事故を起こしては自分自身・事業所のみならず，療養者・家族にも精神的に負担をかけてしまいます．慌てずに移動しましょう.

### ❷ 駐車・駐輪場所

● 自動車や自転車の駐車・駐輪場所は療養者・家族に確認しましょう.
● 特にマンションなどは共同スペースの利用方法で訪問を問題視されることもあります.

# 3 フィジカルアセスメント

フィジカルアセスメントは患者の持つ「生命力の変化＝健康状態」の身体的評価とも言えます.

検査等がすぐにできない在宅では，現状評価と変化を早期に捉える基本的な必須技術（スキル）です.

◎フィジカルアセスメントをするには情報の整理が必要！

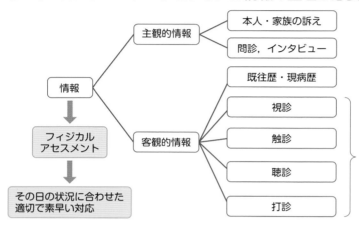

初回訪問時を除き，毎回の訪問時は他のケアもあるので必要な部位やいつもと異なる症状にポイントを絞り，訪問最初の10分位でフィジカルアセスメントを行います.

バイタルサインの測定をしながら，視覚・聴覚・嗅覚など五感もフルに用いて，四診を行う.

◎フィジカルアセスメントは，現在だけで判断するものではありません

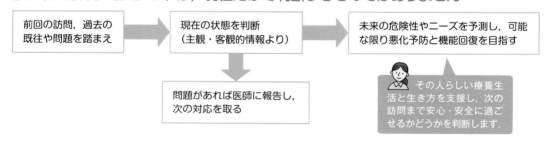

その人らしい療養生活と生き方を支援し，次の訪問まで安心・安全に過ごせるかどうかを判断します.

 訪問前の情報収集

①訪問前の療養者情報確認

 Point!

● 予測をもって訪問することは，限られた時間内で漏れなく情報を集めフィジカルアセスメントをする上でも重要です.

● そのために療養者の最近の情報をあらかじめ前回訪問者に聞いたり，記録を確認してから訪問します.

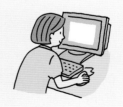

初めて訪問する場合は，年齢・病名・家族構成・訪問時の介護人の有無・病名（本人の理解）・症状（特に最近の症状）・医療機器の装着の有無・内服薬・ADL・前回訪問がある場合は前回記録などを見て，事前に必要な知識も確認して訪問します.

### ②訪 問

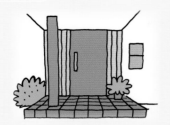

### ③主観的情報

● 療養者・家族の訴え
● 問診：必要な情報を意図的に療養者・家族からインタビューすること.

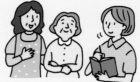

---

 体調を確認（問診）する

### 最近の体調を確認（初回は時間をかけた問診）

**Point!**

療養者との信頼関係を作れる目線が大事です. 同じ高さかやや下に位置するとよいです.

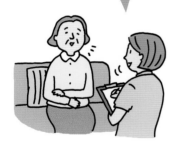

◎バイタルサインを測定しながら自然に問いかけます

● 表情からその日の体調を読み取り，問診で確認します.
● 表情のスムーズな動きや話し方や四肢の動作からも運動障害の有無は判断できます.
● 返答の速さや内容から正常な理解度を判断します.
● 食事・排泄・睡眠は健康生活の基本なので必ず確認します.

 いつもと違っていたらなぜそうなのか，影響や原因も推察しながら確認しましょう.

● 前回訪問がある場合は，前回から当日まで変化の有無と療養者のその日の体調を確認します.
● 家族からは，療養者の生活の様子，家族の介護負担や体調変化・ストレスの有無などを確認します.

---

**これも覚えておこう！** **体調確認（問診）で大事なこと**

◎初回訪問は，利用者からステーションへの信頼を得る最も大事な出会いの場と心得ましょう

● 安心して話せる雰囲気作り（笑顔・真摯な態度・傾聴）
● 座る位置は相手と90度の位置がベストといわれます.
● 療養者や家族が一番困っていること，不安に思っていることは何かを具体的に確認しましょう.
● どんな生活を望んでいるのか，何を大切に年を重ねてきたのか（自己の意思決定に関わること）を確認しましょう.
● 専門用語は使わず，わかりやすい簡潔な質問をします.
● 話が長くなる場合は，要約して相手に確認したり，メモを取りながら聞きましょう.
● 訪問内に情報収集が終わらないときは，他日に分けます.

 メモを取ることは，「きちんと聞く印象」を強くします.

第 4 章

## 初回問診の内容

①主訴・現病歴と自分の病気の理解
②既往歴
③生活背景・仕事・習慣
④家族歴と家族関係
⑤社会とのつながり

⑥経済的余裕
⑦家族での役割
⑧その他大事にしていることなど
※ p.83 で詳しく述べますが，生活のアセスメントも行います．

---

### MEMO 不調があるときの観点

　　山内は，「不調がある時は，7 つの観点①いつから・どんな時（発症），②どの位（経過・持続時間・頻度），③どんな感じ（質），④強さは（量・程度），⑤どこに（部位），⑥姿勢による変化は？（悪化・緩和因子），⑦ほかの症状は？（随伴症状）に沿って問診すると原因の推測や緊急度の判断に役立つ」[1]と書いています．参考になる看かたですね．

---

### これも覚えておこう！ フィジカルイグザミネーション

- 「正常か？」それとも「何か変？」「いつもと違う！」を見つける技術がフィジカルイグザミネーションといわれる技術です．
- バイタルサインを測定しながら最低限必要なフィジカルイグザミネーションを紹介します．

視診

触診
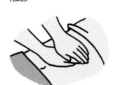

聴診
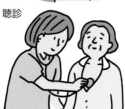

打診
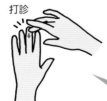

 **Point!**

**フィジカルイグザミネーションを実施するときに共通する大事なこと**

- プライバシーや室温に配慮し，観察する部分だけやや広く露出して観察しましょう．
- 判断の間違いを防ぐため，適切な明るさを確保します．
- 触診や打診で直接体に触れるときは，相手に不快な思いをさせないように手を清潔にし，指先は温めましょう．特に冬場は注意します．
- 聴診器のチェストピース部分は，アルコール綿で拭き，手で温めてから相手の肌に触れます．

訪問時は，これらを総動員してバイタルサインと合わせて状況をアセスメントします．

## 体温から身体の調節機構のアセスメント

体温から身体の調節機構をどう判断するか事例から考えましょう.

ケース1 82歳の男性 脳梗塞 要介護4 高齢夫婦世帯

妻がいつも夫を大切に介護し，寒くないように布団や電気毛布をしっかり掛け，室温も27℃に設定していた．療養者は体温37℃前後の微熱が続いていた.

家族が療養者を大事にするあまり保温し過ぎて熱の放散を妨げ，うつ熱（こもり熱）の状態になっていることがよくあります．掛物や衣類や室温を見直しましょう.

水分の摂取不足や加齢に伴い，恒常性や内部環境の適応性がうまく機能せず脱水傾向になっていることもあります．
水分摂取量や尿量は減っていませんか？
皮膚の張りはありますか？ 確認します.

高体温では，もちろん感染も見逃せません．肺炎や結核，褥瘡，その他感染と思われる皮膚症状など全身を観察しましょう.

### 体温測定で大事なこと

Point!

- 体温は，年齢や疾患によっても異なります．いつもはどのくらいの体温なのかを基準に判断します.
- 腋窩検温の場合は，汗をかいていると不正確になるので，タオルで拭いて健側で密着させて測定します.
- 体温だけでなく表情・顔色や息づかい，全身状態も視覚を使って観察しましょう.
- 肌に直接触れて熱さや湿潤を観察することも大切です.
- 感染を疑う場合は，数日間の熱型や発熱以外の症状（咳・痰・痛み・皮膚の発赤など）も併せて全身観察します.

 ## 呼吸数や胸部の診察から呼吸機能のアセスメント

呼吸は，生存に直結します．どんな呼吸をしているか，訪問時は十分観察しましょう.

ケース2 76歳の男性 慢性閉塞性肺疾患（COPD） 要介護3 在宅酸素0.5L継続 一人暮らし

最近暑いので水分を多めに摂取していた．室内で移動するだけでも息切れが強く，咳込みも多い．夜寝ていると苦しくて起き上がることがよくある.

呼吸状態に異常を感じたときは，「正常な人の呼吸と比べてどこが違うか？」「その人のいつもの呼吸と比べてどう違うか？」と考えましょう.

「呼吸が苦しそう」と判断した場合は，呼吸数や呼吸の姿勢を観察します．
また，普段から呼吸困難の重症度（MRCスケールなど）で判断していると変化を報告しやすいですね.

いつもは夜ぐっすり眠れているのに「苦しくて起き上がる」場合は重症度が増し，危険な換気障害が起きていると考えましょう．
他の看護師や医師に報告し，至急対策を取りましょう.

## 呼吸状態視診のポイント

### 👉 Point!

### ◎呼吸の仕方の観察

- 苦しくなったとき起座呼吸の有無
- 肩で息をする努力性呼吸

### ◎胸郭の動きに問題はないか?

① 呼吸の間隔やリズム
② 左右の均衡性
③ 1分間の呼吸数
④ 呼吸の深さ
⑤ 経皮的動脈血酸素飽和度(SpO₂)パルスオキシメータでの観察

---

## MEMO 呼吸数の目安

- 正常な呼吸数：成人　　12〜18回/分
　　　　　　　　小児　　20〜30回/分
　　　　　　　　新生児 30〜50回/分
- 異常な頻呼吸：20回以上/分(発熱,肺炎,呼吸不全など)
- 異常な徐呼吸：12回以下/分(脳圧亢進,麻酔,睡眠薬投与時)[2]

---

## 胸部の聴診

- 胸部の聴診は,聴診器一つでできる在宅の重要な診察技術です.
- 毎回訪問時実施していると変化を捉えられるので,予防的な意味でも効果があります.
- 正常な呼吸音は,スースーと呼気も吸気も非常に静かです.

> 正常音の判断は自分の呼吸音を聴診することで磨けます.

> 例)バリバリ,ブクブク,ヒューヒュー,いびき様など

もし,異常音が聞こえたら ➡ どの場所に異常音が聞こえるか ➡ 他の症状も観察する ➡ 生活の支障も含めて何が原因か考えます

---

**ケース3** 70歳の女性　喘息と軽い認知症　要介護1　一人暮らし

　訪問時息切れあり,最近食事のときに時々むせが強くなるときがある.
　夜間も咳込みで目が覚める.
　気管支部にヒューヒューと苦しそうな異常音が聞こえる.

> 薬はきちんと飲めているか?　貼り薬の貼り替えはできているか?　普段の療養生活から忘れているものがないか確認しましょう.

> 食事中のむせ込みは,誤嚥性肺炎を起こしやすいと考え,聴診で雑音がないか,体温の上昇がないかも確認しましょう.

> 夜間の咳込みも気になります.いつから咳が出ているか,どんなときに出るか,他に症状はないかなどをたずねながら聴診しましょう.

> 喘息の悪化も考えられます.気道狭窄かな?　痰が絡んでいるかな?　と予測をもって十分に胸部聴診や観察をしましょう.
> 悪化が考えられる場合は,主治医に報告・往診依頼をしましょう.

## 胸部聴診で基本的なこと

### Point!

- テレビ等を消してもらい，周囲が静かな環境で行いましょう.
- 聴診器は膜型を用い，皮膚に密着させると聴こえやすいです.
- 左右交互に対照的に聴取します.

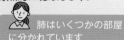
肺はいくつかの部屋に分かれています.

- 1か所1呼吸以上で確認します.
- やや大きな呼吸をしてもらうと聴こえやすくなります.
- 下葉の広い背部の聴診も行います.
- 肺の解剖・気管支の角度などをイメージしながら聴診しましょう.

## SpO₂ の測定とアセスメント

「SpO₂（経皮的動脈血酸素飽和度，サチュレーション）は経皮的に血管中のヘモグロビンと酸素の結合%を測定した値です．

SpO₂ が 96〜99% が標準値

SpO₂ 90%以下は十分な酸素を送れなくなった状態（呼吸不全）になっている可能性がある」[5] と言われます．

もっと低い場合，状況により，救急搬送が必要な時もあります．

痰が貯留している場合は，至急に去痰支援（吸引・呼吸理学療法など）を行い，効果がなければ主治医に報告して指示を受けましょう．

測定機器（パルスオキシメータ）が比較的安価になり，しかも簡単で安全に測定できて呼吸機能の指標になるので，在宅でも血圧測定と同時に測定されることが多くなりました．

右気管支は，左と異なり心臓スペースが小さいため気管支の角度が小さい．「誤嚥性肺炎は両下葉に多いがやや右に多い」[3] という研究結果があります．背部の肺下葉（特に右）は注意して聴診しましょう．

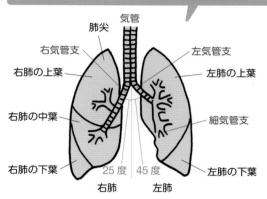

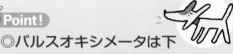

### Point!

◎ パルスオキシメータは下記の場合に不正確なので注意

- 運動・体動のあと
- 指先の循環不全（冷え性・冬季など）
- 爪の汚れやマニキュアが付いている場合
- 指を挟む位置が不適切（動脈の位置から外れる）

◎ パルスオキシメータの欠点

- 貧血がある場合は，苦しくても正常値で出るので正確な肺の機能がわかりません．
- 二酸化炭素の蓄積は測定できず，SpO₂ の値だけでは酸素の流量を増量する判断ができないときがあります [4]．

◎ 機器だけに頼らず，全体の呼吸状態（問診・視診・聴診）と合わせて判断しましょう!

## 脈拍・血圧測定を含む心臓・循環動態のアセスメント

脈拍や血圧は，療養者の生命力を示す一つの要素です．心臓・循環動態が問題なく維持できていることを確認するためにも訪問時に必ず測定する大事な診察です．事例から考えましょう．

 降圧薬を内服していても血圧が高い場合，人が訪問したことによる興奮か，室温が低いための血管収縮か，そして今日だけのことか考えましょう．

> **ケース4** 86歳の女性　高血圧と軽度の認知症　要介護1　一人暮らし
>
> 冬，室内は寒い．訪問時血圧 190/90mmHg，降圧薬は内服している．頭痛やふらつきはない．

 内服薬はどのくらい前に服用しているか，作用時間も考え内服時間を確認します．在宅では朝食が昼にずれていることも多く，認知症もあり内服確認も必要ですね．

症状に問題がなければ必要なケアを実施した後，落ち着いたころに再度血圧測定して確認しましょう．

### 一般的な訪問時の脈拍や血圧測定

顔色・息切れ・めまい・ふらつき・顔のむくみも観察します．

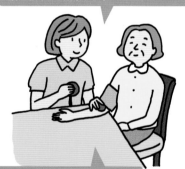

 下腿・足背の浮腫も確認しましょう．

### 血圧測定で大事なこと

 **Point!**

- 話を聞きながら緊張をほぐして実施します．
- 初回は左右両腕が望ましいが，以後は同じ側の腕で心臓と同じ高さ（乳がん術後・麻痺・拘縮の場合は健側）で行います．
- 衣類を着こんでいる場合は，袖をまくることで血行が悪くなることもあります．薄い衣類ならその上から測定してもよいです．
- 血圧が高いときは緊張もあるので2〜3回ゆっくり深呼吸（特に吐き出す呼吸）をしてもらってから再度測定しましょう．
- 血圧が高いときは，食生活（塩分・水分）やストレス・不安も確認しましょう．

### MEMO　マンシェット

マンシェットの幅は成人と乳幼児で違います．
- 成人　12〜14cm
- 小児　9cm
- 乳児　2.5cm

 小柄でやせている人には，小児のマンシェットを使うこともあります．

### 高齢者の血圧治療目標値（家庭）

| 年　齢 | 最大血圧 | 最小血圧 |
|---|---|---|
| 60〜74歳 | 125mmHg 未満 | 75mmHg 未満 |
| 75歳以上 | 135mmHg 未満 | 85mmHg 未満 |

日本高血圧学会ガイドライン（2019）[7]

【参考】
正常域の収縮期血圧 130mmHg，拡張期血圧 85mmHg 未満（1999年 WHO）
日本では診察室血圧値 140/90mmHg 以上を高血圧として薬物治療対象．（高血圧学会ガイドライン 2019）[6]
年齢により目標値が異なります．

## 脈拍測定の参考

| 年 代 | 標準脈拍 |
|---|---|
| 新生児 | 120～140 回 / 分 |
| 乳幼児 | 100～120 回 / 分 |
| 成 人 | 60～80 回 / 分 |
| 高齢者 | 60～70 回 / 分 |

（村上美好監修．写真で分かる看護のためのフィジカルア
セスメント．インターメディカ，2012，31．より引用）

> 60 回以下 ⇒ 徐脈
> 100 回以上 ⇒ 頻脈

## 脈拍測定で大事なこと

### Point!

- 脈拍数：初めての人は1分間測定をしましょう．
  標準脈拍数は左表参照
- リズム：正常は規則正しい整脈
  ・脈拍欠損（結滞）があるときは1分間測定します．
  ・全くのリズム不整（心房細動疑い）
- 強さ：緊張良好や微弱などで表現することが多いです．
- 左右差（左右の橈骨動脈を左右別々に同時測定）があれば狭窄も考えられます．
- 動脈が触れない場合は，その部位までの血行不良が疑われます．

---

### これも覚えておこう！ 心不全の徴候を見逃さない！

- 上半身のフィジカルイグザミネーション時，このようなことも気にしながら観察してください．

## ◎在宅療養でも心不全はよくある症状です

　息切れ・浮腫・呼吸困難・起座呼吸・座位での頸静脈（特に右）の怒張・夜間咳で眠れないなどは，心不全の増悪症状ですので，医師へ報告して次の対策が必要です．

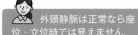
外頸静脈は正常なら座位・立位時では見えません．

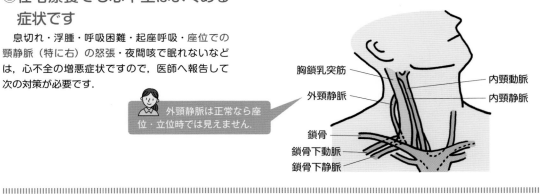

胸鎖乳突筋
外頸静脈
内頸動脈
内頸静脈
鎖骨
鎖骨下動脈
鎖骨下静脈

## 腹部・消化器系のアセスメント

**ケース5** 78歳の男性　胃がん
手術後　一人暮らし

　食が細く水分摂取も少ない，家で寝たり起きたりの生活を送る．
　最近多臓器に再発を認め，痛みのためモルヒネ製剤を内服で使い始めた．
　1週間近く排便がなく，尿量も少なくて，腹痛や吐き気がある．
　皮膚は，弾力がなく乾燥していて顔色も悪い．

食べられない痛みがあり便も出ていない．療養者の生命力の消耗が進んでいます．原因を探って対策をアセスメントします．

水分摂取量が少ないための脱水傾向と食事摂取量不足もあり便も少なくて出ていません．
モルヒネ製剤による腸蠕動の低下による便秘も考えられます．
腹部の聴診・触診・打診等で腸の動きやガスの貯留・宿便を確認し，水分補給や腹部マッサージに努めて，主治医と下剤の調整や浣腸の相談をしましょう．

在宅では，排泄の問題をかかえる人が多いので，排尿の状態，排便の有無（性状・回数），腸蠕動やガスの貯留の有無，排泄に困っていないかなどは，脱水傾向と合わせて毎回の訪問時に確認しましょう．

## 腹部・消化器系のアセスメントをする視点

**視診**　**触診**

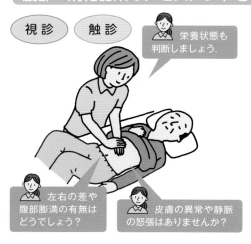

栄養状態も判断しましょう．

左右の差や腹部膨満の有無はどうでしょう？

皮膚の異常や静脈の怒張はありませんか？

腹部の診察

**👉 Point!**

- 診察前に排尿を済ませてもらいます．
- 腹壁を弛緩させるため，仰臥位で膝を立てた姿勢をとってもらいます．
- 腸は刺激で動き出すため，ありのままの検査をするには刺激の少ない次の順で行います．
　　視診 ⇒ 聴診 ⇒ 打診 ⇒ 触診
- 緊張をほぐすため，問診しながら診察します．
- 消化器症状と合わせて判断します．
- 痛みや圧痛がある場合は，最後に腹部の診察を行います．

**聴診**

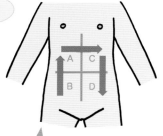

口を少し開いて力を抜いてもらい，大腸の走行に沿って優しく触れましょう．
打診で濁音がした場所は触診で確認します．
左下腹部の硬球は便塊の可能性が強いです．

腹部の聴診

**👉 Point!**

- 通常は右下腹部1か所でも腸蠕動音が5回/分程度聴診できれば正常です．
- よく聞こえない時は，へそを中心に4つに分けて聴診するB→A→C→Dの順で聴診します．
- 腸蠕動音：1分以内に聞こえない ⇒『減少してる』
　　　　　　5分聞こえなければ ⇒『消失』と判断．
　⇒腸蠕動が消失していて，「ピチン，ピチン」と高い音（金属音）や腹痛があれば医師に報告（イレウスの疑い）します．
- 腹部の聴診で「血管雑音が聞かれた場合は，動脈瘤や血管の狭窄が疑われる」[8]（通常は聞こえない）

打 診

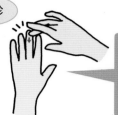

下になる指は皮膚に密着，叩く指は，手首のスナップを効かせると音が聞こえやすいです．

### MEMO　打音

- ● 鼓音＝ガスの存在
- ● 清音＝肺など空洞組織
- ● 濁音＝密度の高い組織（便塊・腫瘤・腹水・臓器の腫大など疑い）
- ● 打診で痛み ⇒ 炎症の可能性あり

## 意識レベルが低下しているときのアセスメント

**ケース6**　75歳の男性　糖尿病，脳梗塞の既往あり　要介護3　認知症の妻と二人暮らし

訪問時リビングで倒れていた．呼吸しているが，会話不能．

声をかけ反応を見て意識がどの程度あるか重篤度を判断し，安全な体位をとり，気道を確保します．

妻に声をかけて，理解できる範囲で食事や内服状況を聞き，再梗塞？　低血糖？　心筋梗塞？　衰弱？　も考え主治医へ連絡．緊急搬送．

体を支えながら，四肢の麻痺や打撲部位の損傷や痛みの程度を確認しましょう．血糖測定器があれば測定も状況により必要です．

### 意識状態のアセスメント

**Point!**

⇒詳しくはp.111「緊急時の対応」参照

- ● まず，全身を一瞬に見て，声をかけ返答を確認します．
- ● 会話が成立しない場合は，現在，日本で使われている判定基準のJCSやGCSに従い意識レベルを判定します．
- ● 救急隊は，JCS（ジャパン・コーマ・スケール）を用いることが多いようです．
- ● 疼痛刺激を確認する場合は，爪の付け根や眼窩の上縁または，胸骨圧迫などで刺激します．
- ● 意識が戻らないときや呼吸停止していると判断した場合は，直ちに主治医に連絡します．
- ● 呼吸が止まっていたら，いつから意識がなかったか時間を確認します．
- ● 状況により，または救命の必要があるときは心臓マッサージを開始します．

### JCS

| I．刺激しないでも覚醒している状態（1桁で表現） | 1．大体意識清明だが，今ひとつはっきりしない |
| | 2．見当識障害がある |
| | 3．自分の名前，生年月日が言えない |
| II．刺激すると覚醒するが，刺激をやめると眠ってしまう状態（2桁で表現） | 10．普通の呼びかけで容易に開眼する．合目的な運動（例えば，手を握る，話す）に応じ，言葉も出るが間違いも多い |
| | 20．大きな声，体の揺さぶりによって開眼する．簡単な命令に応じる |
| | 30．痛み刺激を加えつつ呼びかけを繰り返すと，かろうじて開眼する |
| III．刺激しても覚醒しない状態（3桁で表現） | 100．痛み刺激に対し，払いのけるような動作をする |
| | 200．痛み刺激で少し手足を動かしたり，顔をしかめる |
| | 300．痛み刺激に反応しない |

■引用・参考文献

1) 山内豊明. フィジカルアセスメントガイドブック. 第2版. 東京, 医学書院, 2011, 3.
2) 村上美好監修. 写真でわかる看護のためのフィジカルアセスメント. 東京, インターメディカ, 2010, 33.
3) 岡本真一郎ほか. 呼吸器内科における嚥下性肺炎. 第3回「嚥下障害診療センター」ミーティング. 熊本大学医学部附属病院呼吸器内科. 2014.
   http://www2.kuh.kumamoto-u.ac.jp/jibiinkoka/enge/data/mt03/03b/20140702b.pdf [2019/4/8 閲覧]
4) 前掲書1), 55.
5) 一般社団法人日本呼吸器学会. 呼吸器Q&A：パルスオキシメーターとはどのようなものですか？. 2017.
   https://www.jrs.or.jp/modules/citizen/index.php?content_id=139. [2019/4/8 閲覧]
6) 日本高血圧学会高血圧治療ガイドライン作成委員会編. 高血圧治療ガイドライン2019. 19.
7) 前掲書6), 35.
8) 前掲書1), 146.
9) 椎名美恵子ほか監修. ナースのためのやさしくわかる訪問看護. 東京, ナツメ社, 2017, 224p.
10) 角田直枝監修. よくわかる在宅看護. 改訂第2版. 東京, 学研メディカル秀潤社, 2016, 292p.
11) 公益財団法人日本訪問看護財団監修. 訪問看護のフィジカルアセスメントと急変対応. 東京, 中央法規出版, 2016, 356p.
12) 横山美樹. はじめてのフィジカルアセスメント. 東京, メヂカルフレンド社, 2009, 208p.

# 4 生活アセスメント

　病院では，個々の患者の生活様式や価値観よりも，疾病や障害への治療や安全，早期退院が優先されがちです．

　訪問看護では，疾病や障害などの問題を持ちながらも生活の場において自然が働きかける最も良い状態にする看護（本人なりの人生の豊かさや生活機能の自立を最大限引き出す，または，穏やかな生命の終わりを見守り伴走する）を行います．

　そのため本人の生活や人生の物語を踏まえた上（＝生活アセスメント）での看護はとても大切です．

　生活の視点は，介護や社会福祉分野でも推奨され，世界共通の ICF となっています．

## ICF の概念図 [1]

　2001 年 WHO が提唱した ICF（International Classification of Functioning, Disability and Health：国際生活機能分類・国際障害分類）の考え方を示します．

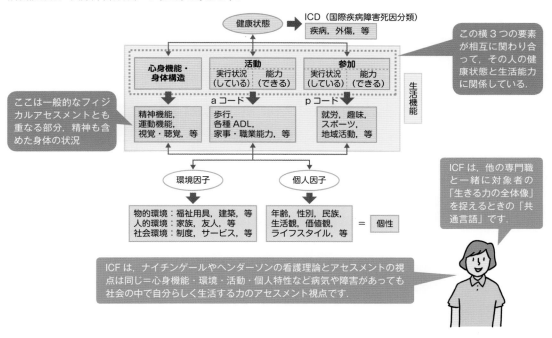

　生活アセスメントするために，どんなふうに言葉かけするか，事例から考えてみましょう．

**ケース1**　85 歳の男性　パーキンソン病（ヤールⅣ）　妻との 2 人暮らし

　内服が一定しないためドーパミンの血中濃度が不安定で度々無動になり，転倒が絶えない．
　妻との仲が悪く，あまり介護されていない．

　「あなたの生活が安定するように一緒に対策を取りたい」と言葉をかけ，体の動きが一定しない中で生活は大丈夫なのか，食事や排泄で困っていないか？　できること，できないことを整理します．

　問い詰め口調ではなく状況を理解したい思いで穏やかに話し，内服やその時間はなぜ守られないのか？　自分で飲めるのかどうか？　を聞いて，内服が一定しない原因をアセスメントして対策を立てましょう．

◎訪問看護では，玄関のチャイムを押したときから生活能力のアセスメントが始まります

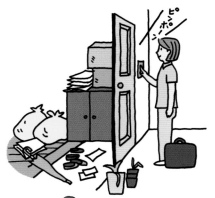

### Point!
### ◎最初に看るポイント
● 玄関を開けたときに伝わるその家庭が持つ雰囲気，その変化
● 療養者が迎えたときは，そのときの体の動き
● 療養者や家族の声の調子から他者の受け入れ具合
● 玄関周囲の片付け具合やごみの溜まり具合
など自分の五感で感じるものを注意深く観察しましょう.

### ◎いつもとの変化があったときは要注意!

生活のちょっとした変化が療養者の体調変化を知らせてくれることも多くあります.
家屋の構造，物品の配置や趣味，本人の動き，家族との会話など，あらゆるところから生活の安定や病状悪化の徴候を察知します.
（例）いつもきれいに整っている玄関にゴミ袋がいくつもある．台所の茶碗が汚れたまま置いてある.
⇒家族か療養者の誰かが体調が悪かったのかしら？ それとも病気が進行して療養者の動きが悪くなった？

### 注意! ◎暮らし方を自分の五感をフルに使って察知すること

● 室内や調度品をジロジロ見ることは，値踏みしていると誤解され，相手を非常に不快にさせるので要注意です.
● 視線はさらりと流し，バイタル測定やケアをしながら，ニュースや季節の話，趣味をほめるなどして話題をふり，その返答や何気ない仕草を観察して自分の五感を使ってその方の生活能力や課題をアセスメントしましょう.

視覚から観察
表情・生活動作の動き・家屋環境・肌の汚れ・顔色・適切な着衣・異常行動など
⇒ ADL と生活上の運動障害？ 認知症？ 栄養障害？

聴覚から観察
難聴の度合い・話し方・テレビの音量・環境の騒音無視など
⇒ 聴力の低下？ 認知力低下？

味覚から観察
本人の味付け・味覚異常・塩分の摂りすぎ・調味料を使えない
⇒ 薬剤の影響？ 認知症？

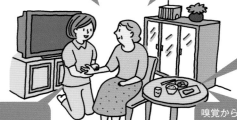

触覚から観察
脈圧・肌の張りや柔らかさ・浮腫・冷感・熱感・湿潤・乾燥など
⇒ 脱水？ 栄養不良？ 循環不良？

嗅覚から観察
排泄物の付着・髪の汚れ・口臭・ゴミの蓄積・気になる生活臭など
⇒ 認知症？ セルフケア低下？ 嗅覚低下？

### Point!
● 生活アセスメントは，まず療養者または家族との個性豊かな暮らし方を理解することから始まります.
● そして，療養者が疾病や障害を持ちながら生活している今だけでなく，1週間，1か月，場合によっては将来を見据え，家族や居住環境も含めた療養生活全般を視野に入れて考えましょう.

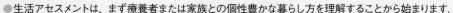

**ケース2** 45歳の男性　頸髄損傷で四肢麻痺　退院1か月　要介護5　尿管カテーテル留置中　自営業　妻と子ども（7歳・3歳）

排便困難で2日に一度の浣腸と摘便を行うが，残便が多い．自律神経障害もあり血圧の変動も激しい．

今は，排便コントロールと合併症予防が中心となりますが，そこだけに終始するのではなく将来の方向性も考えましょう．

この環境の中で療養者がどんな支援と看護の視点があったら夫や父親として自信を維持し，生活を広げられるか考えることも大切です．

障がい者の自立支援につながれば，重度障がい者支援ヘルパーを導入し，妻が働くことも可能です．
障がい者用車いすを導入すれば，将来，口で操作して自走して外出することも可能です．そのためにそこにつながるリハビリの導入も考えられます．
自立支援の手続きのため，保健師や行政との連携も必要となります．

 ## 「活動」をアセスメント

では，「心身機能・身体構造」以外について ICF の視点で生活アセスメントを考えましょう．

出迎えや見送りの動作，ケア時などの座位の安定性は？
椅子から立ち上がるときはスムーズか？

訪問時，寝返りや起き上がりができるか？

排泄介助や移動時の歩行状態をチェック

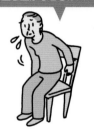

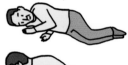

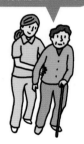

浴槽をまたぐ

入浴介助時やヘルパーさん情報も入れて判断

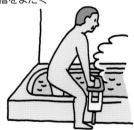

階段昇降

訪問看護師がケアするときだけでなく，デイサービスやその他送迎時，デイでの状況などをキャッチ

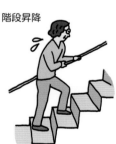

---

**MEMO** **ADL, IADL**

● ADL：Activities of Daily Living. 日常生活動作．移動・排泄・食事・更衣・整容・入浴などのこと．
● IADL：Instrumental Activities of Daily Living. 手段的日常生活動作．電話・買い物・家事・外出・服薬管理・金銭管理など，高次の生活機能を示す．

---

「している活動」と「していないができる活動」2つの視点で可能性も含めてアセスメントします．

　では，人が生きるために最も大事な活動である「食べること」「排泄」「睡眠・休息」「その他の生活活動」について，ADL と IADL からアセスメントしましょう．

## 食べること（栄養・摂食嚥下・食事動作も含む）のアセスメント

### 👉 Point!

- 栄養士がメニューを考え，患者の目の前に配膳される病院や施設と異なり，在宅では食べる物も料理も食べる時間も療養者自身や家族に任されていて，生活スタイルは個々で異なります．
- その前提に立っての情報収集やアセスメントが必要になります．

> **ケース 3**　82 歳の男性　パーキンソン病（ヤールⅢ）で生活は何とかできている　軽い認知症の妻と二人暮らし
>
> 　ご飯は食べていると言うが最近痩せが目立つ．配食サービスを 1 日 1 回夕食だけ受けている．

- 栄養剤や内服薬は時間通り指示量を内服できているか？
- 体重の変動

 急激な体重変化は，疾病が隠れている場合もあり，原因となる背景を推測する視点は必要です．

- 「食べている」の内容や量は？　タンパク質の不足はないか（高齢者は不足しがち）．
- パーキンソン病の進行による食べるための体の動きは大丈夫か．
- はしが使えているか．
- 嚥下状態に問題はないか．
- 認知症の妻は，どの程度家事ができているのか？

### ❶ 食べ物の調達と後片づけの確認

- 献立は自分で考えられていますか．
- 買い物はいつ誰がどうやって行っていますか．
- どこに買いに行っているか？　これまではスーパーマーケットへ行っていたが，最近は近くのコンビニに変わったなど生活の変化も捉えます．
- 療養者は料理する（冷蔵庫から出す・洗う・皮をむく・包丁を使う・鍋を出す・炒める・調味料を使う・皿を選ぶ・テーブルに並べる）能力がありますか，それとも誰かが準備してくれていますか．
- 食べた物の後片づけ（残り物の廃棄・ラップかけ・洗い・食器整理）ができますか．

### ❷ 食欲と栄養状態の確認

- 体重（標準体重，変化の差など）．前回訪問時や温泉に行った時の測定値との比較でもよいです．
- 栄養の摂り方（経口・経管・中心静脈栄養）
- 食欲や摂取量と体格
- どんなもの（内容）をどんな食品バランスで食べていますか．
- 水分摂取量（脱水や腎機能や水中毒の判断）
- 消化器症状の有無（食欲や消化能力）
- 1 日の活動状況（必要な代謝をつかむ）
- BMI（体格指数）など

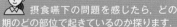 摂食嚥下の問題を感じたら，どの期のどの部位で起きているのか探ります．
- 入れ歯の噛み合わせやグラつきの有無
- 噛む筋力の低下
- 舌の動きの低下
- 唾液量の低下
- 口腔内の病変の有無
- 食事形態や硬さの問題
- 食物残渣や口腔内の汚れの有無

### ❸ 摂食・嚥下機能の確認

- 摂食嚥下機能の維持は健康寿命を左右する重要視点で，口から食事を摂ることは生きる気力にもなり，脳の活性化にもつながります．
- 最近地域によっては，自分の力で食べるために歯科医も交えた摂食嚥下の専門チームを作り活動を始めています．

視点→・食事摂取に支障はないか（問診）
・摂食嚥下の 5 期に分けた嚥下機能の問題の有無
・場合によっては歯科医と連携する．嚥下評価をしてもらう．

**これも覚えておこう！** ‖‖‖ 誤嚥性肺炎の危険サイン ‖‖‖‖‖‖‖‖‖‖‖‖‖‖‖‖‖‖‖‖‖‖‖‖‖‖‖‖‖

● よくむせる　　● 咳や痰が多い　　● 飲み込みにくい　　● よく発熱する　　● 喘鳴や呼吸苦が出る
などは要注意です．

### ❹ 食事姿勢と食事動作の確認

● 在宅では，ベッドやテーブルがない家もあります．
● どこでどうして食べているのか，自力で食べられる可能性があるのか，その時正しい姿勢の保持ができる筋力や関節の機能があるのかも把握します．
● 両手の動き，茶碗やはしは持てるか．
● 特殊器具を使用している場合もあります．

> 椅子やベッドの場合は，座位姿勢が適切な角度で嚥下しやすい姿勢に保持できるかも確認しましょう．
> ・背筋が伸びて頭部がしっかり保持できているか
> ・腰部と背部の位置のズレはないか
> ・足がしっかり床やフット乗せに付いているか　など
> 家族やヘルパーへの指導の必要性についても検討します．

> 聞き取りだけでわからなければ，一度食事時間に訪問して実際の様子を見ることも必要です．

**Point!**

● 一人暮らしで寝たきりの療養者であればどうやって食事を摂るか
⇒片手が使えれば，固形食品（パン・おにぎりなど）ならば自立摂取できるかもしれない可能性も含めてアセスメントします．

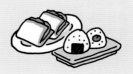

## 排泄（排便・排尿など）のアセスメント

**Point!**

● 年齢や病状により食事摂取量が減ったり ADL が低下してくると腸蠕動が低下して便秘になりやすく，食欲や生活の質にも影響するので，排泄は生活の重要な指標となります．

◎食べることと快適な排泄は，生きることの基本．
　尊厳や QOL にも関わることを再確認しましょう

### 介助しながらアセスメント

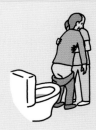

**Point!**

● 介助しながら脚力や自分で支える力を判断します．
● 排便の量や性状は，介助しながら確認します．
● 「○○はできますか？」とケアしながら療養者の能力判定もします．

### ❶ トイレへの移動動作

● 本人の動き（歩行状態・安定性・着衣の上げ下ろしなど）
● 家屋の問題（廊下の広さ・トイレまでの距離・つかまる場所など）
● 排泄スタイル（和式・洋式・ポータブルトイレ・臥床で紙おむつ）
● 紙おむつ（パンツ式・開くタイプなど）
● 介助が必要な場合の家族の負担

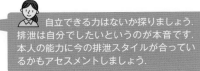

> 自立できる力はないか探りましょう．
> 排泄は自分でしたいというのが本音です．
> 本人の能力に今の排泄スタイルが合っているかもアセスメントしましょう．

### ❷ 自分でできること

●寝たままでの排泄であっても，療養者がどの程度自力で動けるかによって，尿パッド交換や尿器を自分で扱うこともできます．その可能性もアセスメントしましょう．

### ❸ 食事と水分の量

**In Out バランスはどうか？**

●食事量
●排便に影響する食品（繊維質の多さは？）
●水分は足りているか

> 在宅では室温体温などの調整は，適応力の落ちた療養者や家族任せになるため，大まかでよいので In Out バランスの視点をもつことは大事です．

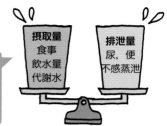

| 摂取量 | 排泄量 |
|---|---|
| 食事 飲水量 代謝水 | 尿，便 不感蒸泄 |

### ❹ 排泄の生活習慣と活動量

●日常生活の活動量の低下（腸蠕動に影響する）
●排便習慣（朝同じ時間にトイレに座るなど）

### ❺ 排便の観察

●便の性状（ブリストルスケールを使用すると共通指標となる）
●排便回数
●排便間隔

### ❻ 排尿に関する観察

**問題があれば原因を探る**

●尿は，量や色・臭いや，排尿時間の延長など出方も確認
●体のむくみはないか．
●失禁に対しても単に認知障害だけでなく，トイレまでの移動時間や括約筋の筋力との関係を検討する．

**排尿問題の原因**

●尿量低下⇒脱水・腎機能低下・全身状態悪化など
●尿量増量⇒過剰飲水・糖尿病など
●排尿時間の延長⇒前立腺肥大・がんなど
●失禁⇒切迫性尿失禁・ショック状態・認知障害など

## 睡眠・休息（睡眠時間や休める環境）のアセスメント

**Point!**

●在宅では，認知症やその他の精神疾患，またはストレスが高い方や一人暮らしで不安が高い方にとっては精神や体力の安定，免疫力の回復のためにもしっかりと良質の睡眠を取ることは重要となります．
●家族がどれだけ睡眠や休息が取れているかも介護負担判断の重要な視点です．

**睡眠が妨げられる要因の確認**

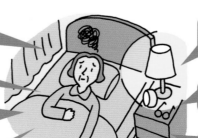

疼痛や過剰な緊張・ストレス・興奮の有無，人をイライラさせる刺激（不快な音・臭いなど）の有無は？

空腹や日中長いうたた寝時間はないか？

室内環境（温度・湿度・寝心地など）は適切か？

内服薬や睡眠薬は規定量飲んでいるか？

寝つきはどうか？どの位の時間眠れているか？睡眠の質はどうか？

何時ごろ横になって，何時ごろ目が覚めるか？

夜間トイレに何回起きるか？起きてもすぐにまた眠れるか？

## その他の生活活動（清潔・入浴・更衣などの ADL と IADL）のアセスメント

### 👉 Point!

● 在宅では，すべての生活動作を観察しながら，介助の必要性に合わせて少な目に介助をします．
● 療養者ができる部分は自身でやっていただくことが，その場所で療養者が生きていくためのリハビリになります．
● 療養者がどのくらいの潜在能力を持っているか見極めて，できる能力は引き出すこと，そして命が尽きるまで療養者が自分でやりたいことがあれば，どうにか工夫してでもできる方法を見つけることが在宅の生活アセスメントです．

### ADL のアセスメント

● 清潔（入浴・清拭など）・更衣・整容・移動などでの体の動きは，ヘルパーとも連携を取り，何がどこまでできるのか評価します．
● 本人の清潔に関する考え方や習慣を聴くことはもちろん，着ている洋服が変化しているかどうかも確認します．
● 元々入浴や清潔に無関心でセルフケアが低下していたり，介助がなければ次の行動が取れない認知症の場合もあります．
● 浴室環境が整っていないときもあります（給湯器がない・故障，浴室がゴミ置き場など）．
● 家族やケアマネジャーと相談しながら環境アセスメントを進め，改善が必要なこともあります．

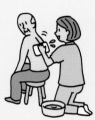

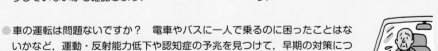
整容についても，誰がしているのか？　いつもどうやってしているのか？　自分でできなくなっているのではないか？　という生活能力の推移にも目を配りましょう．

### IADL のアセスメント

● 服薬管理も一人で行っている場合，飲み残したり，飲み過ぎるなどで困っていないか声をかけます．
● 服薬カレンダーの導入や必要ならば薬局とも連携を考えます．

● 料理や洗濯や掃除はどうしていますか？　洗濯機は使えますか？（操作できなくなっていることもあります）を確認します．
● 買い物に行けなくなったり迷ったりしていないかも確認します．

● 電話を受けたり自分からかけたりすることはできるか聞きます．
● 緊急電話がかけられなくなっていたり，伝言を覚えられなくなっていることもあります．

● 金銭管理の力が落ちて，買い物の支払いは札ばかりで行うため小銭が増えていないか，銀行の手続きやお金の出し入れに困っていないかなども聞きます．
● 財産保全の能力（口座管理や暗証番号の記憶）の確認も次の支援の時期判断になります．

● 車の運転は問題ないですか？　電車やバスに一人で乗るのに困ったことはないかなど，運動・反射能力低下や認知症の予兆を見つけて，早期の対策につなげます．

## 「参加」の考え方とアセスメント

 **Point!**

● 社会参加や活躍の場の有無を見ることで,「孤立化」「無縁化」を防ぐことになり, いつまでも社会や家族との接点を持つことにもつながります.

● 社会や家族の中で役割を持つことは帰属意識を高め, 孤独感を軽減し, それが病気や障害があっても自分なりの生き方を見つけるモチベーションにもつながります.

**ケース4** 75歳の男性 大腸がん ストーマあり マンション独居 妻は10年前に他界 一人娘は嫁いで他県在住, 月1回位訪問

むかしは友人とよくゴルフをしていた. ご近所とも地域の祭りの手伝いなどしていたが最近はない.

 社会参加の様子がなければどうして参加しないのか, どんな活動なら参加できるかも聴いてみましょう.

地域や仕事での仲間がいるのか, その関係は今でも続いているのか, また, 途切れてしまったつながりならば復活する可能性などを聞いてみましょう.
家族と同居であれば, 家族の中での立ち位置や役割も把握しましょう.

## 「環境因子」のアセスメント

 **Point!**

● 在宅の環境は病院や施設と異なり, 一人ひとりの環境因子は全く違って100人100通りです.

● 疾病の進行や家族関係などの変化によっても環境因子は変化し続けます.

● 環境には「物的環境」「人的環境」「社会制度的環境」の3つがあります.

● 疾患や障害を持ちながら周囲の環境をどう調整したら生活しやすくなるのかアセスメントします.

● 今困難となっていることは何か, また, 年齢や病状により状況が変化していくごとにアセスメントし直します.

### ◎物的環境

● 自宅の階段や段差を含めた建物の構造は障害や疾病を持ちながら生活するのに合っているか.

● 療養者の生活スペースは適切か.

● どんな福祉用具やサービスを利用しているか.

● 自宅前の道路の交通量, 最寄りの交通機関とその設備（エレベーターなど）の使いやすさを確認する.

### ◎人的環境

● 家族構成と介護や生活支援の現状, 今後の可能性はどうか.

● 家族個々の関係と協力体制

● 協力してくれる友人や近所付き合いはあるか.

● 疾病や障害に対する職場環境が整っているか, 仲間からの支援はあるか.

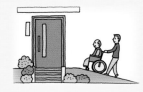

### ◎社会制度的環境

● 医療保険か介護保険か.

● 介護保険ならば要介護度はいくつか.

● 公費（自立支援・難病法・慢性小児医療など）対象であるか. 医療証はあるか.

社会保険情報や公費情報は, 訪問看護ステーションの診療報酬請求や利用者負担請求の自己負担割合を算定する上でもとても重要です.
また, 有効期間がありますから毎月確認することや期間が切れる前に必要な手続きができるように支援する必要があります.
公費対象で申請していない場合は, 理由を確認して申請につなげます.

## 「個人因子」のアセスメント（＝その人固有の特徴）

● どんな暮らし，どんな生き方，どんな人生の終わり方を望んでいるのか．
● 療養者のこだわりを受け止める．
● 家族への思いを含め，本当の思いに気づく．

> こだわりの理由をきちんと聞きます．「なぜ」そうしているのか，こだわるかに目を向けることが大事です．

> どんな人にも人生の物語があります．年齢・発達段階や性，民族，生活歴（職業・学歴・家族歴など），ライフスタイル，コーピング・ストラジー（過去の困難と行動）などを踏まえながら，そのすべてを受け入れて，その人なりの大事にしていることを確認し，必要なアセスメントに活かしましょう．

**ケース5** 82歳の女性　子宮がん末期　離婚して一人暮らし　一人娘は海外在住で時々帰国するがあてにしていない．かつては会社経営していたが今は生活保護．

近所付き合いもなく寡黙で，ラジオから流れる音楽を聴くことが趣味．室内は雑然として整理されていないが，自宅看取りを望んでいる．

> 家族への思いも，言葉とは裏腹なことがあります．本当の思いは何かに気づきましょう．

> 自宅にこだわるのは生活の自由，趣味の置物，過去の思い出，ペットと最後まで一緒に居たいなどの理由があります．

> 生活環境についても第三者には乱れているように見えても本人にとっては使い勝手がよかったり，山積みの物に囲まれることで心の逃げ場となり安心することがあります．

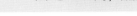

**Point!**

● 療養者の人生の物語は，療養者を深く理解し寄り添う上でも，意思決定を支援していく上でも最も重要な情報です．丁寧に療養者の人生をたどり，こだわる根拠を明らかにして総合的にアセスメントし，看護の方向性を療養者の思いと一致させることがとても重要です．

**引用・参考文献**

1) 厚生労働省大臣官房統計情報部・生活機能分類の活用に向けて（案）：ICF（国際生活機能分類）：活動と参加の評価点基準（暫定案）．2007, 5.
https://www.mhlw.go.jp/shingi/2007/03/dl/s0327-5l-01.pdf ［2019/4/10 閲覧］

2) 大川弥生．ICF（国際生活機能分類）：「生きることの全体像」についての「共通言語」．第1回社会保障審議会統計分科会資料2-2.
https://www.mhlw.go.jp/stf/shingi/2r9852000002ksgi-att/2r9852000002kswh.pdf ［2019/9/26 閲覧］

3) 椎名美恵子ほか監修．ナースのためのやさしくわかる訪問看護．東京，ナツメ社，2017, 224p.

4) 奥宮睦子ほか．生活機能のアセスメントにもとづく老年看護課程．東京，医歯薬出版，2012, 112p.

5) V. ヘンダーソン．看護の基本となるもの．再新装版．湯槇ますほか訳．東京，日本看護協会出版会，2011, 96p.

6) 角田直枝監修．よくわかる在宅看護．改訂第2版．東京，学研メディカル秀潤社，2016, 292p.

7) 東京訪問看護ステーション協議会編．見てできる臨床ケア図鑑：在宅看護ビジュアルナーシング．東京，学研メディカル秀潤社，2017, 340p.

第4章

# 5 ケアの実施

「訪問看護計画書」に基づき，必要な医療・ケアを提供します．

 ## 訪問看護で行われる医療とケア

### ◎実施可能性や必要性をアセスメント

- 医療依存度の高い人に対して，在宅で行う医療処置が実施可能かどうかを判断します[1]．
- 医師により指示された医療行為が，在宅療養者の QOL の視点から望ましいものであるかどうかを定期的に判断します[1]．

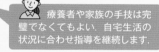
療養者の状況は変化していくものです．

療養者や家族の手技は完璧でなくてもよい，自宅生活の状況に合わせ指導を継続します．

### ◎実施者の状況に応じた指導

- 療養者や家族が医療処置を行うことが多くなる場合，安全で適切な処置を行えるように訪問看護師は支援する必要があります．
- 在宅での医療処置を誰が行えるかを判断し，病院での処置の指導の理解度や手技の程度を把握します．
  例）いつ，だれが，どのように，どこまで行えるか？
- 介護者が高齢であったり，疾患を持っている場合もあり，医療処置の身体的・精神的負担が増加しないような処置の工夫を介護者とともに考えます．
- 療養者や家族の実施が困難な場合，医療処置の内容に応じて，多職種や他事業所のサービスを効果的に利用します．
  例）通所サービス事業所での医療処置の実施，処置時のヘルパーによる準備や体位固定の支援

### ◎療養者の生活，その人らしさを尊重した処置の工夫

- 医療処置による身体的，精神的，社会的（社会生活への適応・経済的問題など）変化を観察し[1]，療養者の過ごしたい生活の意思や自立を妨げないように，処置の方法をともに考えます．
- 療養者や家族の意向を汲み取れる力，日々のコミュニケーションスキルが必要となるため，看護師の価値観を押し付けないような会話，接し方が重要となります．
- 趣味や仕事の再開，外出の機会が増える場合もあり，生活スタイルに応じた処置の方法を工夫します．
  例）病院では1日4回の血糖測定，毎日のインスリン投与 ⇒ 血糖測定回数やインスリンの種類を医師と再検討

### ◎医療機器・材料の調達や管理の工夫

- 在宅の医療機器（吸引器，輸液ポンプ，人工呼吸器など）は小型化され，取り扱いが簡単なように工夫されていますが，介護者にとって扱いやすいかを評価し，わかりやすく説明します．
- 「在宅療養指導管理料」を算定している場合は，医療機関から必要材料の調達が可能ですが，数に関しては関係者間で協議が必要です[2]．
- 医療材料は，病院から処方されるもののほか，薬局やコンビニエンスストア，雑貨店などで販売されているもので代用する場合や，ときには手作りしたものを使うこともあります．

### ◎病状と希望にあった方法による保清の支援（清潔ケア）

- 療養者の疾患や，治療，生活のスタイルや価値観，家族背景，住まいの環境など様々で，変化していくものであることを理解しながら，関わる場面や場所に応じて保清の支援（清潔ケア）を行います．
- 必要な清潔ケアの目的を療養者や家族が理解できるように説明し，療養者や家族の喜びにつながる清潔ケアの方法を考えます．

### 注意！ ◎臨時や口頭での指示の場合は指示書に記録します

- 訪問看護ステーションに応じ対応は様々ですが，間違いを起こさないためにも臨時や口頭による追加指示があった場合は，日時・指示した医師名・指示内容を記録に残し，継続する指示であれば「訪問看護指示書」に改めて記入してもらうよう医師に依頼します．

## 「訪問看護指示書」に記載の医療処置 （p.56 参照）

1. 自動腹膜灌流装置
2. 透析液供給装置
3. 酸素療法
4. 吸引器
5. 中心静脈栄養
6. 輸液ポンプ
7. 経管栄養
8. 留置カテーテル
9. 人工呼吸器（陽圧式・陰圧式：設定　）
10. 気管カニューレ（サイズ　）
11. 人工肛門
12. 人工膀胱
13. その他
    ・褥瘡の処置など
    ・在宅患者訪問点滴に関する指示

## 医療行為でないもの [3]

### 介護職が実施可能

- ●水銀体温計・電子体温計による腋窩の体温測定
- ●耳式電子体温計による外耳道での体温測定
- ●自動血圧測定器による血圧測定
- ●新生児以外で入院治療の不要な療養者へのパルスオキシメータの装着
- ●軽微な切り傷，擦り傷，やけど等について専門的な判断や技術を必要としない処置（汚物で汚れたガーゼの交換を含む）
- ●軟膏の塗布（褥瘡の処置を除く）
- ●湿布の貼付
- ●点眼薬の点眼
- ●一包化された内用薬の内服（舌下錠の使用も含む）
- ●坐薬挿入
- ●鼻腔粘膜への薬剤噴霧の介助

**Point!**

- ●点滴指示内容がたびたび変更する場合，間違いが起きないように指示受け方法を主治医と相談しましょう．口頭指示のみで終わらせないように注意します．
- ●看護実践の一連の過程を記録します（医療処置を含む）．

ヒヤリハット，インシデントをおこさない!!

## 医療処置に必要な様々な医療機器，材料の流れ

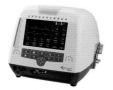
人工呼吸器

輸液ポンプ

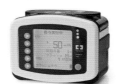
栄養注入器

麻薬注入器

提供：日本コヴィディエン株式会社

| 主治医指示書 | ●入院患者の場合<br>●病院看護師が退院時までに準備 | → 訪問開始 | ●通院，訪問診療に応じて，医療材料の調達先が異なるため，訪問看護師が確認します．<br>●療養者，家族へ調達方法を説明します． |

**Point!**

- ●訪問看護ステーションには医療材料や医療機器はないため，指示した医療機関で手配してもらいます．
- ●医療機器のトラブルシューティングを確認しておきます．
- ●家族が医療機器を取り扱う場合もあり，困らないように丁寧な説明，退院後の相談先を確認しておきます（業者の電話番号，定期的な点検の有無など）．

医療材料や機器は，退院前の確認，主治医や病棟看護師への確認が大事です!!

酸素吸入

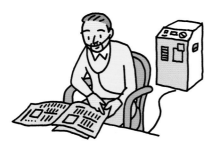

**Point!**
● 酸素量調整，ボンベの残量確認，外出時に使用可能な時間，火器厳禁を上手に伝えます．

◎**タバコや調理時の酸素の取り扱い方を工夫します** [4]
例）周囲2m以内は火気（仏壇のろうそくやストーブ）厳禁
調理をする場合は，IH調理器，電子レンジなどを活用

 **これも覚えておこう！** 在宅酸素療法

● 在宅酸素療法（Home Oxygen Therapy）は，略して HOT といいます．

◎**オキシマイザーペンダント** [5]

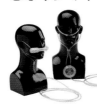
● 酸素供給がやわらかくなり，陽圧感がない
● 最大75％の酸素節約が可能（通常カニューレとの比較）
● 外観への配慮（マスクと比較）

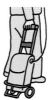 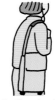 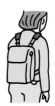
カート型　　ショルダーバッグ型　　リュック型

---

**ケース1** 50代の男性　妻と二人暮らし　肺がんの末期　室内での生活は自立

余命3か月と言われ悲嘆の中，外出への希望は強い．
「酸素がなければ外出できるのに，酸素をつけている姿が格好悪い」という思いがある．
酸素が外出時になくなるかもしれないという不安もある．

現役で仕事をしていたなかでの，突然の余命宣告に悲嘆しています．これまでの暮らし，やりたいことを理解しましょう．

残される家族への思いや心配もあり，特に仕事への思いが強く「仕事現場を確認したいため外出したい」と理解しました．

外出しやすい格好の提案，家族ができる支援（酸素ボンベの残量や本体フィルターの確認・業者への連絡）を医師と相談し，オキシマイザーペンダントの利用を開始しました．

高齢だが理解力に問題はなく，病状・身体機能を評価すると，セルフケア能力を高められる可能性があります．

病気に対する理解度の確認，生活に対する思い込みをまずは整理し，病状が悪化しない生活動作，体調管理の工夫を一緒に考えます．

動線に応じた酸素チューブの長さを確認し，入浴用椅子などの利用を提案します．
医師に確認し，労作時酸素量の調整をします．
自信がつくまで看護師による入浴介助を行います．

**ケース2** 80代の女性　一人暮らし　間質性肺炎で入退院を繰り返している．

病気になり，自宅でひきこもりがち，独居生活への自信をなくしている．本来は買い物が好き．
以前は毎日入浴していたが，HOT導入後は，酸素チューブを濡らしてはいけない，チューブがからまり動きづらい，一人での入浴は不安という思いで長らく入浴していなかった．
ヘルパー支援は希望していない．

# 栄養注入

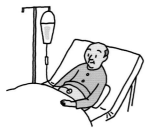

**☞Point!**

● 栄養剤の特徴を説明し，注入時間や姿勢に気を付けるよう指導します．

◎ どんな形でも食事を楽しめる環境を‼

## 様々な投与経路

**☞Point!**

● 経口，胃ろう（PEG），腸ろう，ポート（カテーテルおよび接続して輸液を投与するリザーバーを皮下に埋め込み，穿刺して輸液（栄養や薬剤）投与を行うもの）などの経路で栄養を注入します．
● 腸ろうなどでゆっくりとした投与が必要な場合は経腸栄養ポンプを利用します．
● 投与経路は一つではない場合もあります．胃ろうを造設しながらも口からの食事摂取を楽しみ程度に行っていることもあります．
● 嚥下機能，呼吸状態を評価しながら，療養者や家族が満足できる食事摂取方法をチームで考えます．
● 誤嚥や下痢などを繰り返す場合，栄養剤の形態（液体，半固形など）や回数変更など状況に応じ検討します．

---

**ケース 3** 　90代の男性　妻と二人暮らし　重度の認知症あり　歩行は可能

　食事への意欲がなくなり低栄養となり，誤嚥性肺炎を繰り返し入院することもあったため，家族の意向で胃ろう造設した．
　妻は軽度の認知症，病状の理解は不十分だが，胃ろう管理は専用のパンフレットを見ながら，実施できている．
　療養者は傾眠時間が長くなっており，療養の希望や意向の表出はない．

　年齢，認知機能，介護状況を考慮すると胃ろう造設の是非はあります．
療養者の意向は確認しづらいが，家族の意向に沿い，経口からの摂取もあきらめずに考える必要があります．

　妻の介護への意欲は高く，病院での指導を繰り返し受け，媒体使用下で栄養注入できています．
現在も見守りを続け，回数や量は医師と適宜相談しています．

　通所サービスやヘルパー支援もあり，注入トラブルがないか関係者との連携強化，楽しめる程度の経口摂取の提案をしました（本人の表情で反応を読み取ります）．

---

**ケース 4** 　30代の男性　一人暮らし　癌由来のイレウスを繰り返し，減圧目的で胃ろうが造設されている．

　栄養はポートからの高カロリー輸液を毎日実施している．自己判断で量の加減はでき，経口から消化のよい食べ物を食べているが，嘔気や噯気（あい）もあり，食べたい物を思いっきり食べられないストレスがある．
　治療と仕事を両立したいため，体調や生活の工夫の相談を希望している．

　癌の治療も控えており確実な栄養補給ができること，イレウスを繰り返さない体調管理，カテーテルの自己管理状況や仕事内容の把握が大事です．

　嗜好の確認，ストレス解消となる過ごし方をともに考えていきます．

　デスクワークの仕事復帰への時期，外出時の輸液ポンプやPEGカテーテルの取り扱いなどに関して不安が解消できるようにします．

## 創傷処置

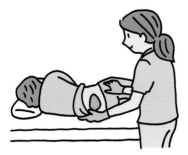

**Point!**
- キズは褥瘡だけではありません.

◎皮膚状態で体の危険を早めにキャッチ!!

### 褥 瘡

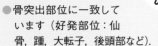

**Point!**
- 骨突出部位に一致しています（好発部位：仙骨，踵，大転子，後頭部など）.
- リスクアセスメント（ブレーデンスケールなど）をし，予防的ケアを見直します.
- 褥瘡の程度に応じた訪問回数，医師と相談し「特別指示書」も検討します.

### 褥瘡以外

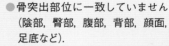

**Point!**
- 骨突出部位に一致していません（陰部，臀部，腹部，背部，顔面，足底など）.
- 皮膚の乾燥，転倒の有無，手術歴，糖尿病，血流障害，ステロイド使用，アレルギー，医療器材による刺激など皮膚障害の原因や要因をアセスメントします.
- 原因や要因に応じたケアを多職種と協働して行います（ケアしやすい工夫を提案）.

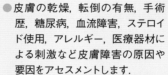

サバ食べたら，かゆくなってきた～.

（かきこわし）

---

**ケース5** 80代の男性　一人暮らし　要支援1　脳梗塞の既往あり

　四肢に皮下出血斑が度々できている．本人はぶつけた記憶はない．
　庭仕事が大好きで毎日手入れしている．庭作業をしている際に，木の枝に皮下出血している部位があたり，皮膚の裂傷ができた．
　皮膚は常に乾燥しており，スキンケアへの関心は低い．年だからあざや傷ができるのは仕方ないとあきらめている．

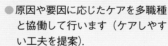 高齢者の皮膚や血管の老化，抗血栓薬の内服による出血傾向などがあり，内出血を繰り返したり，傷の止血に時間がかかるリスクがあります.

庭作業の方法や動線を確認し，あざや裂傷ができやすいため皮膚保護の必要性を繰り返し説明します.
本人が継続できるスキンケア方法，アームカバーなどの皮膚保護を提案します.
傷の手当てやスキンケアにヘルパーの支援を検討します.

## 排泄関連

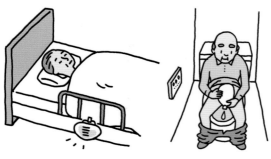

**Point!**
- 排泄の質は生活全般の質に大きく影響します.

◎むくみの観察や薬剤の副作用も考えましょう

**Point!**

### ◎尿道カテーテル
- 尿道カテーテル留置は生活の影響を考え, 留置の適応かどうか十分にアセスメントをします.
- カテーテル交換の間隔, 必要物品の常備は医師と相談します.
- 薬剤の影響で尿閉を起こすこともあります.

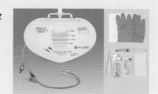

### ◎人工肛門や人工膀胱のストーマ管理をだれがいつ, どの場所でどのように行うのかを確認しましょう

### ◎排便コントロール
- 排便コントロールの基本は, 適切な食事内容, 十分な水分補給, 適度な活動です.
- アセスメントを十分行い, 医師と相談し薬剤 (内服や坐薬, 浣腸剤) もうまく使用します.
- 状況によっては訪問看護の訪問日に, 摘便や浣腸による排便コントロールを行うことも検討します.

> 関節拘縮や変形, 神経障害, 疼痛の症状などにより, 左側臥位になれない状況や, 介護環境調整の限界もあるので, 個々に応じた安全な方法を工夫しましょう.

---

**ケース6** 50代の女性 頚髄損傷 親と同居 下半身麻痺のため, 排便コントロールは内服と浣腸の併用, 膀胱瘻あり, 尿混濁, 閉塞が時々起こり, 膀胱洗浄をしている.

日中仕事をしており, 便失禁への不安がある.
週3回訪問看護を利用し排便コントロールしている.
食事や睡眠などが不規則になりがちで, 体重増加あり.

> 頚髄損傷による排泄障害のため, 自然排泄は困難です. 膀胱洗浄は尿路感染リスクを高めるため手技には注意が必要です.

- 在宅において膀胱洗浄は浮遊物や尿混濁の解消で行うことはありますが, 閉塞を完全に防げるわけではないので必要性や洗浄量, 回数については十分医師と検討します.
- 感染の侵入経路は尿道カテーテルと蓄尿袋の接続部分が一番多いので, 膀胱洗浄後は必ず接続部を消毒します.

> 定期的, 頻回な訪問看護により排便コントロールは可能だが, 体重増加があり, 生活習慣に関する指導が必要です.

> 仕事の状況や不規則になりがちな理由を確認し, 本人が望む健康的な生活スタイルをともに考えます.

清潔ケア

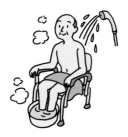

**Point!**

● 皮膚の健康を維持する清潔ケアは，心身の健康を保つことでもあります[8].

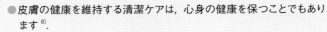
◎個人の清潔観念・習慣を理解したうえでケアします

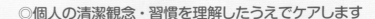

**Point!**

● 皮膚の脆弱化や老化は身体的のみならず，精神的・社会的環境要因によってもたらされ，免疫・代謝疾患や栄養不良状態，その他治療などに伴って，皮膚障害が生じやすくなります[8].
● ADL を評価し，病状が不安定で清潔ケアによる体調変化のリスクが高い場合は，看護師による清潔ケアを実施します．リスクが低い場合は，家族や介護職にとって負担なく行える清潔ケアを提案します．
● 食事を摂らなくても，口腔ケアを行う必要性を理解してもらい，療養者・家族または介護職の協力を得て，口腔の清潔を維持できる環境を調整します．

 洗 髪

● 頭皮の汚れやかゆみ，臭いなどを取り除くことによる爽快感や血行改善，外観を整えることで良好な人間関係を構築できるといった意味でも大事なケアです．
● 加齢や化学療法の副作用による脱毛などの観察や，外観の変化による療養者の精神的負担へのケアも必要です（カツラや帽子，スカーフなど個人の好みに合わせた整容の相談）．
● 療養者が洗髪ケアを拒否しないように心地よいケアを行いましょう．
　例）安楽な姿勢，湯加減（36～38℃が適温だが，療養者の好みに合わせる），シャンプー剤を十分洗い流すこと，時間をかけすぎないなど

清 拭

● 入浴が困難な場合，療養者の体調や希望に合わせ皮膚の清潔状態を保つ，皮膚の観察の機会にする，療養者の不快感を除去するといった目的があります．
● 高齢者や小児，治療の影響などにより皮膚がもろくなっている療養者は特に注意し，優しく拭き取るようにしましょう．強くこすることで皮膚の裂傷（スキンテア）を起こす可能性があります．
● 電子レンジを使用し温タオルにすることもありますが，温度に注意しましょう（目安は 30 秒から 1 分の温め，取り扱う際に熱傷しないように）．
● バスタオルや毛布など使用し不必要な露出を避け，保温に十分注意しましょう．

陰部洗浄

● 寝たきりで入浴が困難な場合，尿道カテーテル挿入による感染のリスクが高い場合，尿失禁や便失禁がある場合など，尿路感染を予防する，排泄物による皮膚障害を回避する，療養者の不快感を除去する目的で行います．
● 陰部はデリケートな部分であり，療養者は羞恥心も伴うため，手早くかつ十分な局部の観察と，心地よいケアとなるように注意しましょう．

例）膣分泌や陰茎部の汚れの有無，尿道口の観察を行います．泡を用いた洗浄，適温の洗浄水（目安は 36〜38℃だが療養者に湯加減を確認する）を用います．
- 臀部や陰部の皮膚障害予防に保湿剤や保護剤を使用しましょう．

## スキンケアの方法（三大原則）[8]

| 保清 | 保湿 | 保護 |
|---|---|---|
| 入浴，シャワー浴，足浴・手浴 洗髪・清拭（爪切り・整容） | 保湿製剤を適切に使用し 乾燥予防 | 尿や便，汗やホコリなど 物理的・化学的刺激からの回避 |

◄ すべてのケアが過不足なく，療養者の意向も尊重しバランスよく行われることが大事 ►

| 保清ケア | 保湿ケア | 保護ケア |
|---|---|---|
| 弱酸性の洗浄剤を使用することで乾燥の助長を防ぐ（汚れ落ちは石鹸よりは悪い）． | 使用する部位や皮膚の状況に応じ保湿剤の種類を検討する． 石鹸使用を好む療養者の皮膚は乾燥傾向のため，保湿を勧める． | 皮膚障害が発生しやすい部位（臀部など）は撥水効果作用のある製剤を使用する（白色ワセリンの塗りすぎに注意する）． |

---

**ケース7** **90代の女性　心不全 軽度認知症　一人暮らしだが常時家政婦がいる．**

心不全の増悪で入院していたが状態が改善し自宅退院．DNAR*の意思表示あり．

家政婦より本人が入浴をしない，介助を拒否するという情報あり．元々風呂嫌いで，洗髪は時々希望し看護師が行っている．最近体臭，皮膚の痒みが出現し，ひっかき傷もあり．

 軽度の認知症はあるが，意思疎通可能でどう過ごしたいか意向を伝えることができています．
疲労が少なく気持ちよいケアを提供できれば受け入れるかもしれない．

 シャワーの疲労を心配する発言あり，準備万端にし，短時間での保清を実施します．
全身の皮膚状態を観察し，傷の処置，保湿を行います．

家政婦でも介助できるケアのポイント（タイミング）を説明します．

＊DNAR：Do not resuscitate（心肺蘇生を行わないこと）

**引用・参考文献**

1）社団法人日本看護協会編．看護業務基準集（2016年改訂版）．2016，6p.
2）篠田道子編．ナースのための退院調整 第2版．社団法人全国訪問看護事業協会監修．2012，232p.
3）厚生労働省．医師法第17条，歯科医師法第17条及び保健師助産師看護師法第31条の解釈について．平成17年通知．2005.
4）独立行政法人環境再生保全機構．
https://www.erca.go.jp/yobou/zensoku/sukoyaka/48/medical/medical02.html
5）日本ルフト株式会社ホームページ．リザーバ式酸素供給カニューラ．
https://www.nihon-rufuto.com/medical/breathing/oxymizer.html ［2019/10/1 閲覧］
6）東京都医師会．介護職員・地域ケアガイドブック．2011.
https://www.tokyo.med.or.jp/medical_welfare/kaigo_guide ［2019/10/1 閲覧］
7）日本泌尿器科学会 泌尿器科領域における感染制御ガイドライン作成委員会．泌尿器科領域における感染制御ガイドライン．2009.
https://www.urol.or.jp/lib/files/other/guideline/12_infection_control_urology.pdf
8）日本看護協会認定看護師制度委員会創傷ケア基準検討会．スキンケアガイダンス．日本看護協会出版会，2002，380p.

# 6 療養上の相談と助言

在宅では常に医療者がいるわけではないので，療養者や家族のセルフケア能力が今後の療養生活の鍵となります．相談と助言を通して，セルフケア能力を支え，伸ばすことも訪問看護師に求められる力の一つです．

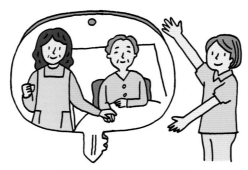

療養者や家族のセルフケア能力

 療養者や家族のセルフケア支援：セルフケア能力のアセスメント

### ❶ できていること，できていないことの確認

「何に困っているんだろうか？」
「何ができてないんだろうか？」
「どうして，こうしているんだろうか？」

◎傾聴・共感

情報の収集
知識・技術のレディネス（準備状況）
ストレングス（強み）

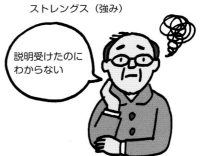

説明受けたのにわからない

### ❷ 相談と助言の実施

### ❸ セルフケア支援の評価

●ケアを行ったことで療養者はどのように感じているかをキャッチします．

◎情報収集 → アセスメント → プラン → 評価

●一連の看護過程の展開を行います．

## セルフケアが不十分な状態で退院してきたケース

### 事例紹介　A氏（70代，男性）　糖尿病

● 今回初めて糖尿病と診断され教育入院しました．
● 入院中に血糖チェック，インスリン自己注射を教育されて退院されました．
● 認知症はないが，年齢相応の理解力です．
● 70代で初めて血糖チェックやインスリン自己注射を行うことになりました．
● 主治医から「特別訪問看護指示書」（p.54）が交付されたので2週間は連日訪問となりました．
● 「特別訪問看護指示書」有効期間である2週間で，療養者の血糖チェック・インスリン自己注射の自立をどのように進めていくかが当面の目標になりました．

### ◎看護目標

● 2週間で血糖チェック，インスリンの手技が安全に確実に行うことができる．

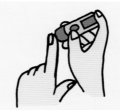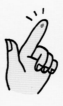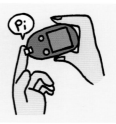

## セルフケア能力のアセスメント

### ◎血糖測定

「血がなかなか出てこないんだよ」
「僕の指がダメだ」
「血が足りないのかな？」
といった発言が聞かれた．

 70代にして初めての血糖チェック
指に針を刺す怖さや痛みを感じている可能性があります．
「慣れてくれば大丈夫ですよ」といった励ましの言葉かけが必要です！

● 入院中も1回で血糖測定できることは少なかったようです．
● 必要物品は正しく理解されていました．
● 血糖穿刺器具を用いて穿刺しているが，穿刺器具の持ち方が不安定で，穿刺針の深さを最大の目盛りに設定してもうまく穿刺できませんでした．
● そのため，毎日，数回，失敗することがありました．

### ◎インスリン自己注射

「怖いよ」「痛いよ」
といった発言が聞かれた．

 腹部にインスリンの針を刺すことの恐怖感があります．
針の太さは髪の毛くらいですので，回数を重ねて慣れていってもらえると判断しました．
「頑張りましょう！」と声かけをします．

● 必要物品は正しく理解されていました．
● しかし，怖さが先に立ち，インスリンの針を浅く刺す傾向がありました．
● Aさんは入院中に教育を受けてきていましたが，70代という年齢もあり，初めての血糖測定やインスリンに対して不安や恐怖がありました．
● しかしAさんのストレングスとして，真面目な性格でメモを取るなど几帳面なところがありました．

## 相談と助言の実施

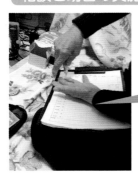

### ◎血糖測定

 血糖穿刺針を刺しているところ
おぼつかない手技だが A さんなりに頑張っています.
「頑張ってますね」「少し慣れてきましたね」と自信を持たせることが大切です!

- 穿刺器具の持ち方が不安定なため, 血液が出てこなくて失敗することが多かったようです.
- 穿刺器具の持ち方を修正し, 数日後には, 血糖測定を失敗することなく自立できるようになりました.

### ◎インスリン自己注射

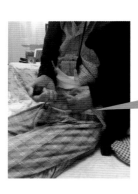

インスリンの自己注射しているところ
本人の頑張りを認めることが大切です!
衣服が落ちないように洗濯ばさみを使用するなど工夫がみられます.

- 当初, 怖さが先に立ち, インスリンの針を浅く刺す傾向がありましたが, 深く刺すように説明しました.
- 刺す「恐怖」に対しては, 針がかなり細いこと, インスリンが必要であることを繰り返し説明していきました.
- その後, インスリン自己注射はスムースに行えるようになりました.

## セルフケア支援の評価

- 「特別訪問看護指示書」にて, 退院後 2 週間を連日訪問した結果, 血糖測定とインスリン自己注射は自立でき, 看護目標は達成されました.
- しかし, 一人暮らしであり, これまでどおりコンビニで食品購入する食生活であるため, 血糖値は一定せず, やや高値の状態です.
- 食事についても病院での糖尿病教育は受けてきているが, 理解されていないため, 炭水化物中心の食事になっています.
- 引き続き支援が必要な状態です.

**家族とヘルパーへの助言：家族介護を承認し強化し，ヘルパーとの協働を行ったケース**

**事例紹介　Bさん（85歳，女性）　ほぼ寝たきり**

● 3年前に脳梗塞を発症し，右片麻痺，四肢関節拘縮あり．要介護度5，ほぼ寝たきりの状態，胃ろう造設中
● 家族：娘夫婦と3人暮らし
● 介護者：娘（60代前半），Bさんの孫が近くに住んでおり，介護を手伝うこともある．

◎**訪問看護開始の経過**
● 在宅医・訪問看護師・ヘルパーのサービスを受けて療養していた．
● 家族の希望で訪問看護と訪問介護事業所の変更希望があり，当訪問看護ステーションでの訪問看護開始となった．
● すでに療養開始されていた環境が整っていた状態で，新たなサービス事業所がBさん家族の療養チームに加わった形となった．

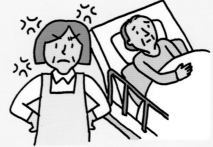

**介護者のセルフケア能力のアセスメント**

● 娘さんは，すでに介護知識や介護経験がありました．
● 例えばBさんの寝衣は四肢拘縮が強いため，着脱がしやすいような寝衣を作成していました．
● 介護に対して積極的な反面，ヘルパー等に対しては「昨日来たヘルパーさんはよかったけど，このあいだ来たヘルパーさんは仕事が雑だわ」と，熱心なあまり訪問介護に対する不満が聞かれ，訪問介護に対する要求度も高いことがうかがわれました．

 娘さんは介護能力が高いと判断されます．
それを承認する「さすがですね．寝間着，工夫されてますね」「毎日，ご苦労様です」といったねぎらいの言葉かけが必要です．

● 栄養は1日1,000 kcalの経管栄養剤が処方され，胃ろうから1日2回注入しています．
● 娘さんは医師に相談せずにオレンジジュースやみそ汁など注入することがありました．
● 介護事業所からは，娘さんに対して「やりにくい」といった言葉が聞かれるようになりました．

**相談と助言の実施：介護事業所との連携とヘルパーへのサポート**

 **これも覚えておこう！　　ヘルパーへのサポート**

● 看護師は家族のみならずヘルパーに対しても相談支援という大きな役割を持っています．
● ヘルパーの思いに共感することも重要です！
● 時には連絡し合います．

- ヘルパーへの不満が多く聞かれたため，介護事業所と訪問看護ステーションとの連携を深め，娘さんの思いを伝え，事業所内での技術の均一化を図ってもらいました．
- 娘さんには，ヘルパーによって経験の差があることを伝え，ヘルパーさんと一緒に介護する気持ちを持ってほしいと説明していきました．
- 訪問看護師は場合によってはヘルパーと家族との橋渡し的存在となります．
- 在宅で娘さん一人だけで介護するには限界があります．Bさんが在宅で安全に快適に療養する上で，在宅医をはじめ，訪問看護師，ヘルパー，ケアマネジャーの力が必要であると説明を行いました．
- ケアマネジャーが担当者会議を開催し「みんなで支えています」という思いを伝えました．
- 一方，介護経験があるだけに，自己判断しやすい傾向がありました．ある日，甘酒を胃ろうから注入し，あわや胃ろうのチューブが詰まりそうになったことがありました．
- 娘さんの行動を否定せず，母親思いの娘さんの気持ちをまず認めて，胃ろうから栄養剤以外の物を注入する際は，ステーションへ連絡するように説明していきました．

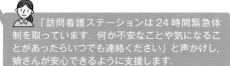

**Point!**

- 娘さんの介護力が高いためにヘルパーさんへの不満が増したと考えられます．
- 娘さんをねぎらいながら，Bさんと娘さんをいつも介護事業所と協働しながら支援していることを示すことがポイントです．

「訪問看護ステーションは24時間緊急体制を取っています．何か不安なことや気になることがあったらいつでも連絡ください」と声かけし，娘さんが安心できるように支援します．

「甘酒は飲む点滴って言われてますから体にはいいですよね．でもチューブが詰まりやすいのでちょっとやめておいた方がいいですね」母親を思う娘さんの気持ちに共感しましょう！

## セルフケア支援の結果

- 娘さんの介護に対する思いを尊重し，自己判断したことも否定せずに見守っていきました．
- ケアマネジャーを中心に，療養サービスをみんなで支えているという姿勢を伝えていきました．
- そうしたことで，Bさん一家を在宅医をはじめサービスを提供している事業所に支えてもらっているという意識が，娘さんの中に芽生えたことは，一つの収穫です．
- 今後，看取りも視野に入れ，娘さんの療養意思決定支援をチームで共有していくことが必要です．

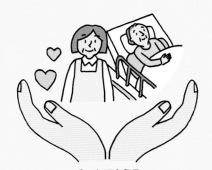

チームで支える
在宅医・ケアマネジャー・ヘルパー・訪問看護師

## 療養上の相談と助言のポイント

### 療養者のセルフケア不足分の充足

 **Point!**

- 療養者のできているところは本人に任せ，できていないところだけケアします．
- やってあげることで看護師は満足しがち！

◎気をつけよう！　看護師の自己満足
◎気をつけよう！　「〜してあげる」は大きな間違い

### 家族（介護者）を認める

**Point!**

家族（介護者）をまずは認めること，そして，ねぎらいの言葉や励ましの言葉かけが重要です．

コミュニケーションの例

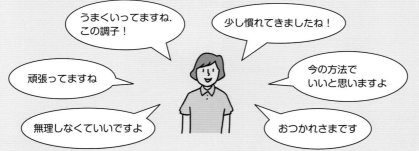

うまくいってますね．この調子！

少し慣れてきましたね！

頑張ってますね

今の方法でいいと思いますよ

無理しなくていいですよ

おつかれさまです

**Point!**

◎何か困ったり，わからなかったらいつでも対応する姿勢が大切
◎家族を認めることが大切

- 訪問看護師の言葉ひとつで療養者や家族が変わってきます．
- したがってコミュニケーションがとても重要です．
- 療養者や家族の思いを常に受け入れて，一緒に療養を支えていく姿勢が求められます．

参考文献

1）吉田澄恵ほか編．健康危機状況／セルフケアの再獲得．大阪，メディカ出版，2016，336p．（ナーシング・グラフィカ成人看護学②）．
2）安酸史子ほか編．セルフマネジメント．大阪，メディカ出版，2016，248p．（ナーシング・グラフィカ成人看護学③）．

# 7 報告と連携

　訪問看護は一人で訪問することがほとんどですが，一人ですべてを解決するのではありません．訪問看護ステーション内はもちろんですが，地域においても多職種連携で多くの人に支えられ，支え，協働して医療を提供します．家族を含め様々な連携には適切な伝達方法が求められ，報告や記録の書き方がポイントになります．

 ## 訪問看護ステーション内での報告と連携

- 訪問看護ステーションによってチーム制（数人が交代で訪問），またはプライマリ制（受け持ちナースが訪問）などがありますが，ステーションは一つのチームであり，対応に困ったときに相談にのってくれるスタッフがいます．
- 療養者の病状や問題点などは一人でかかえ込まず，所内で相談をして，一緒に解決する方法を見出していきます．
- そのため訪問看護ステーションでは定期的なカンファレンスやミーティングを開催しています．
- 訪問看護ステーションは療養者（利用者）の生活を支えるために，地域の多職種と連携し，良好な関係性を構築する必要があります．

### 地域で関わる多職種たち

- 療養者を支えるためには，療養者を中心にして地域の多職種（以下）と，連携をします
- 療養者や家族の状況によって関わる人々は変わります．

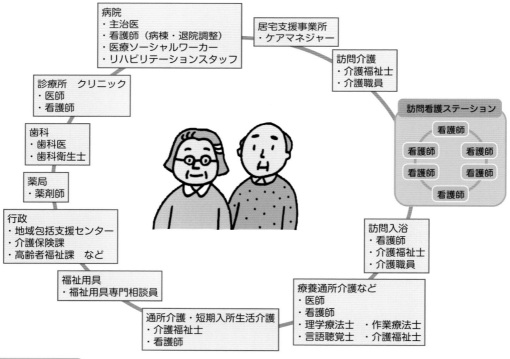

### チーム医療

　療養者中心として，地域において「療養者の生命・健康を守り，生活を支える」というチームが編成されます．

### Point!
- チーム医療を効果的に提供するためには，チームワークが重要となります．
- 信頼関係が構築されているかどうかで，チーム活動の幅や質が大きく変わってきます．
- よりよいチームワークを確立するためには，ステーションで待っているのではなく，積極的にチームに参加して作り上げていくことが大切です．
- その一つがサービス担当者会議（p.64 参照）や退院カンファレンスです．参加できるように調整しましょう．

## 多職種への報告と連携

### これも覚えておこう！　連携・協働を推進するポイント

### ◎お互いの専門性や業務内容を理解する
- 医療・福祉・介護がそれぞれの立場からアプローチします．
- 専門的な視点からの意見や情報共有はお互いの理解につながりますが，アプローチの方法を間違えると，物を言いにくい，怖い医療者になってしまいます．
- 多職種と連携・調和をとりながら支援をします．

### ◎信頼関係に基づく医療連携
- 退院支援や在宅医療をとおして，信頼関係を構築することが，質のよい医療提供につながります．

### ◎顔の見える化
- チームメンバーに対して，互いを支えるチーム員としての認識を持ちます．
- 退院カンファレンスやサービス担当者会議，ケア会議，連絡会や地域の勉強会など積極的に参加をして，顔の見える関係づくりをします．

### ◎情報共有
- 皆がわかりやすい言語を使う，療養者の目標ゴールを共有します．
- 共通のルールや価値観を見出します．
- チーム員と，どのようにしたら情報共有ができるか，常に開拓・構築します．

## 記録の書き方

　訪問看護では「訪問看護計画書」「訪問看護報告書」をはじめ，連携に関するものも含め多くの記録を書きます．記録方法は大きく，手書き（複写式を含む），パソコン，モバイル端末に分けられ，それぞれメリット・デメリットがあります．

### 手書きや複写などの記録
- 手書きや複写式での記録がまだまだ多い現状があります．手書きの場合は記録を書く時間に多くの時間がとられます．
- 療養者の自宅で記録をする場合，療養者宅に残せない内容は事業所に戻ってから記録することもあります．看護のアセスメントや評価を記入する欄，ターミナルケア加算，特別管理加算などの算定要件の記録をしっかり書くよう気をつけましょう．

**訪問前**
●カルテの指示書・計画書・必要なケア・注意事項・キーボックスなどの暗証番号などを確認してメモを取ります．

**訪問中**
●バイタルサインのメモを取ります．
●「連絡ノート」で気になったところをメモします．
●複写式の場合は現場で記録します．
●ステーションで記録することもあります．

**訪問後**
●メモを見ながら，手書きで看護記録を作成します．

 簡便ですが，毎日メモを取る行動は時間がもったいないです．

メリット：現状のやり方に慣れている．災害に強い．
デメリット：無駄な作業時間やロス時間が多い，帰所後の記録時間の長さ，時間外労働延長を招く．

## パソコンで記録

● パソコンで記録している場合は，ステーションに戻ってから記録するため，記録時間に多くの時間を要することがあります．
● パソコン台数が少ない場合はパソコンが空くまでは一旦手書きで記録をする，または空くまでの待機時間が生じることもあります．

## モバイル端末での記録の場合

● 一番効率がよいといわれているのが，モバイル端末を現場に持参して，その場で記録する方法です．
● この方法は記録時間の短縮化や業務の効率化になるため，推奨されています．

**訪問前**
●モバイル端末で本日の訪問予定者を確認します．

**訪問中**
●バイタルサインを端末に入力，「連絡ノート」で気になったところも入力または写真でアルバムに保存します．
●看護を提供後に記録してデータ送信します．
●褥瘡や創部の異常があるときは写真を撮って主治医にメール送信して指示を確認します．
●現場で過去の情報を見ることもできます．

**訪問後**
●記録は終わっています．
●ステーションに戻らず帰宅も可能です．

現場で情報を確認できるのは看護の質を高めることにつながります．

メリット：記録時間が短縮化され，他の業務に時間を費やすことができる．
　　　　　現場で過去の情報や現在の情報が確認できる．
デメリット：モバイル端末導入のコストがかかる．
　　　　　　現状のやり方を変えることへの不安と，モバイル端末入力に慣れるための時間がかかる．

## 医療分野の ICT 化の動きと訪問看護への期待

訪問看護ステーションにおける ICT の活用には 3 つの段階があると考えられています.

### ICT 活用の段階

| 第 1 段階 | ●レセプト請求やステーション内事務書類の作成と管理 ●ホームページの作成 |
|---|---|
| 第 2 段階 | ●訪問看護記録などの訪問看護業務における ICT 化 ●訪問看護実績のデータ化 |
| 第 3 段階 | ●地域や関係機関との連携 ●ICT を活用した経営分析 |

### 第 1 段階

● 請求事務に反映されるため，請求作業が時間短縮されます.
● 請求もれがなくなります.
● ステーション内の書類をパソコンで管理できます. 保管する書類が減ります.
● ホームページなどを作成することで，訪問看護ステーションの見える化，アピール，採用啓発が進みます.

 事務作業が簡素化，効率化します. 自ステーションの見える化が進みます.

### 第 2 段階

● 訪問前・中・後とメモ作業を減らせます.
● パソコン入力で記録時間，事前準備時間が短縮されます.
● 音声入力も可能です.
● 訪問時，療養者情報や過去データ（前回の血圧のデータなど）を確認したいときは見ることができます.
● 思い違い，勘違いが減ります.
● 療養者ごとのルールを確認しやすくなり，安心してケアに集中できます.
● 創傷の画像などは，前回訪問時からの変化が確認できます.
● 看護ケアの評価にも役立ち，報告する際に添付できます.
● 緊急時対応の際に，現場で過去の記録が読め，指示書も確認できます.
● はじめての訪問先でも，これまでの情報が手元にあるので安心です.
● 所内での情報共有がしやすくなり，相談しやすくなります.

ICT を活用することで看護業務を整理，看護の見える化で質を担保できます.

### 第 3 段階

#### ◎自事業所だけではなく，地域での多職種との連携に活用する段階です

● 報告する際に，多職種の多忙な時間や外出時を避けるなど時間帯を選ぶ必要がなくなります.
● 相手先が求める情報共有の仕方に応じて電話・FAX・メールなど配慮していたが，それが情報共有端末を使うことで簡素化・効率化します.
● データを分析することができます.

情報共有の効率化と，データを整理し分析することで次の戦略を練ることができます.

### MEMO　連絡ノート

● 地域の多職種と情報共有をする場合，一番簡便なのが家族や多職種との「連絡ノート」を活用する方法です.
● 長文で記録したり，バッドニュースばかりを記入するのではなく，「いつもより笑顔が多かった」「いつもより運動頑張りました」など，短い文章でも読み手もうれしい気持ちになるグッドニュースも書くようにします.
● 連絡事項などは次のページになると読まなくなる可能性が高くなるので，目印などをつけて関わる多職種が読めるように工夫します.
● 「連絡ノート」は多職種が訪問した時点で情報収集をするため，タイムリーさに欠けるのが難点です.
● 早く伝えておくべき内容は，電話や ICT で情報を共有しておきます.

第 4 章

## 医療介護専用 SNS の活用

多職種に早めに情報を伝達したい場合は，例えば医師にはメール，介護事業所には FAX，薬局には電話など異なる連絡方法で伝達をしてきました．その場合は時間と手間がとられるため，医療介護専用 SNS をうまく活用する方法が推奨されています．

## ◎所内や多職種との情報共有の内容

- 療養者の体調変化や心配事
- 医療処置方法の変更
  - ・軟膏や被覆材のケア方法の変更や在宅酸素投与量の変更など
- 対応方法の変更
  - ・救急搬送は希望しない，在宅での看取りを希望する
- 医師からの指示変更
- ケアマネジャーからの連絡事項

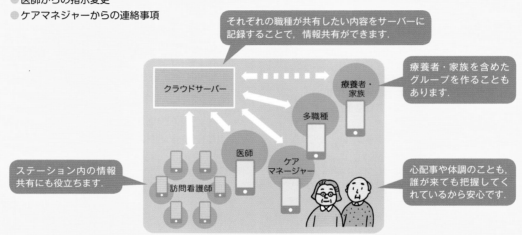

 **Point!**

- 医療介護専用 SNS やネットワークシステムは，医療や介護の現場で，多職種とつながり，リアルタイムな情報共有に役立ちます．
- 設定により療養者・家族も参加することができます．投稿内容や表現には注意が必要です．
- ICT でつながることで，正確に迅速に伝達し，受け手側の都合で見ることができ，誰がチェックしたかもわかるので，安心です．
- 情報共有することは，安心な生活，安全なケアを提供することにつながります．

 **注意!** ◎ ICT 活用

- ICT を活用する際には，セキュリティ対策を十分に行います．
- 個人の SNS の利用は個人情報流出の観点からも利用者の情報を共有するアイテムとしては不適切です．

参考文献

1）一般社団法人全国訪問看護事業協会編．わかる・できる・使える訪問看護のための ICT．東京，日本看護協会出版会，2019，142p．

# 8 緊急時の対応

訪問看護ステーションの規模や理念等によって，訪問看護体制は様々です．ここでは，現在行われている「緊急時の対応」方法の一部を紹介します．自分自身が所属するステーションの状況によってアレンジされるとよいでしょう．

　訪問看護を実践して行く中で，多くの看護師達が不安に思うことが「療養者の急な状態変化への対応」です．私たちの対象者は，疾患や障害を抱えた療養者です．中には，ターミナル期のケアもあるため，自分ひとりしか医療関係者がその場にいない状況に多くの看護師が不安に思い，症状の変化にどのように対応したらよいか戸惑います．はじめは先輩看護師も失敗や不安感，戸惑いを経験し，日々の経験および先輩たちからの指導によって十分に対応ができるようになっていきます．

　訪問看護師が訪問する地域を「大きな病院」と考え，1軒1軒のお宅は「個室」と考えてみると少しは気持ちが楽になるかもしれません．すぐそばに医師や先輩看護師はいませんが，スマートフォンなどの機器の進化に伴い情報の共有手段が増えました．事象を写真や動画として撮り，助言をもらって対応することもできます．

　状態が変化しているときは，どんなベテランでも緊張します．慌てず，冷静になって対処するように心がけていきましょう．

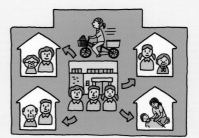

 緊急性の判断

## 基本的な考え方

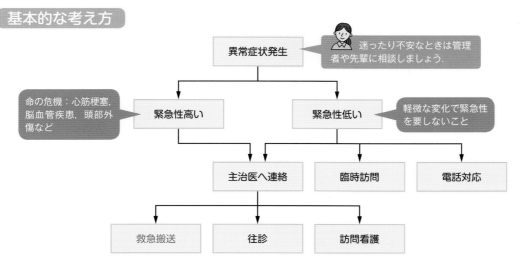

## 訪問時の状態変化

- 療養者宅へ訪問した際には「状態は変化していることがある！」ということを念頭に置いておくとよいでしょう.
- 療養者が玄関ドアを開けようとしたら転んだ, 居間で倒れていた, 高熱が出ている, 夕べから吐いている, 胸が苦しいと言っているなど訪問したと同時に様々な情報が飛び込んできます.
- 療養者や家族は「看護師さんがもう来るから, それまで待ってみよう」「看護師さんに聞いてみよう」と医療者を頼りにし待ち構えていることが多いのです.
- そのときに私たちは慌てずにしっかり「観察」「聞き取り」というアセスメントを行い, 緊急性の判断を行えるようにしましょう.

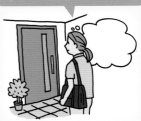

玄関前で「深呼吸」をし「予測される変化」を今一度想定して「呼び鈴」を鳴らすとよいでしょう.

### 第1に「命の危機」が迫っている場合

 **Point!**

- 急激な症状の発生, 心筋梗塞や脳梗塞, 頭部外傷などの可能性があります.
- 意識がなく, 呼吸状態なども悪い状態です.
- 緊急性の判断は「『命の危機』が迫っていないか?」を考えましょう.

#### ◎自宅での看取りを希望していない場合

- 主治医に早急に連絡もしくは救急搬送をしましょう!
- ※救急搬送の方法はp.117を参照.

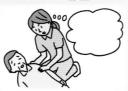

**注意!** ◎こんな症状は要注意!

- 意識障害
- 窒息
- けいれん
- 呼吸苦等
- 激しい疼痛
- 骨折
- 麻痺症状の出現

### 第2に「症状の悪化・変化」がある場合

 **Point!**

- 発熱や嘔吐, 下痢などいつもと違う症状が出現しているとき
- 今すぐに救急搬送のレベルではないが, 明らかに状態が悪化しているとき
- 医師の指示による治療を行っているが, 効果が見られない（弱い）とき
- 副作用等が強く, 治療の継続が体力の消耗を招き日常生活が困難になっている可能性があるとき

#### ◎早急に医師の診断が必要?

- 薬剤の処方や医療的処置などを伴う状況であるかを考えます.

#### ◎迷ったらためらわず療養者宅から主治医に相談をしましょう

- 療養者宅からであれば, すぐに医師の指示による対応が可能です.
- アセスメントをして現状を把握し, 簡潔にまとめ医師に相談しましょう.
- 報告の際は現在の症状と原因と思われることの経過を時系列にまとめ, 簡潔に報告できるようにしましょう.

**主治医への相談例**

 ○○先生ですか？　私は△△ステーションの佐藤です．今，お時間よろしいでしょうか？　A さんについてご相談があります．

 大丈夫ですよ．どうかしましたか？

 現在 A さんのお宅に訪問しております．
昨晩 20 時頃より 37.3〜37.8℃の発熱があり，クーリングをしていたようですが解熱しておりません．発熱だけで，咳や痰，肺の副雑音はありません．下痢や便秘もありません．食欲等にも変化はありません．
このようなご様子ですが，ご指示をいただきたくご連絡いたしました．

 ポイントは
何が異常なのか？
いつもと違う症状は何か？
普段とどの程度違うのか？
いつから出現・変化しているか？
現病・既往から起こっている症状なのか？

 わかりました．すぐに病院へ行くほどの状況でもなさそうですね．
本日 16 時頃までには私も往診をしますので，それまでクーリングを続けるように家族に指導してください．
また，熱が 38℃を超えたり，他の症状が急に発生した際は，クリニックに電話をするように伝えてください．
往診をした後には，看護ステーションへ連絡をします．

 ありがとうございました．よろしくお願いします．

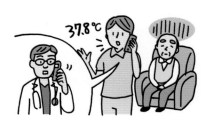

## ◎看護師が対応できる状態の場合

- 事前指示の範疇での変化であれば，指示の対応を実施しましょう．
- 実施後，医師へ必ず報告をしましょう（状況によっては先に報告します）．
- 療養者や家族に，今後の変化や医師から受けた指導や対処方法をわかりやすく伝えましょう．

**B さんに対する事前指示**

1. 発熱時：体温 38℃以上のときはカロナール®錠 300mg　1 錠を内服
　　　　　6 時間あけて 1 日 3 回まで使用可
2. 下痢：ビオフェルミン®錠　1 錠／日から追加
3. 膀胱留置カテーテルの閉塞：看護師が適宜交換

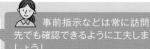 事前指示などは常に訪問先でも確認できるように工夫しましょう！
・持ち出しているカルテ，記録に事前指示を明確に示します．
・療養者宅でわかるように，掲示したり共有ファイル，「連絡ノート」へ記載しておきます．

- B さん宅へ訪問すると 2 日前から尿路感染の診断があり，抗生物質の内服が開始になっている状況ですが，微熱が継続しています．
- バイタルサインの測定を行うと体温が 38.3℃でした．
- クーリングをしているが，他に新たな症状の出現がないため，医師の事前指示である「カロナール®錠 1 錠」を自宅の薬袋から出して内服を介助しました．
- 家族に「水分補給をして，クーリングの継続と○○時に熱をもう一度計ってください．そのときに熱が 38℃を超えているようであれば，再度ご連絡ください」と助言してケアを終了し，退去しました．
- ステーションに戻った後，管理者に報告後，医師にはメールにて報告をしました．
- 翌日は訪問日ではなかったため，電話訪問を実施して症状の確認を行いました．
- 昨日の訪問以降解熱傾向が見られ，体温は 37.5℃以下で朝は 36.8℃であったと確認できました．
- 家族へ「急な症状の変化や心配なことが発生した際には，再度ご連絡をください」と伝え電話を終了しました．

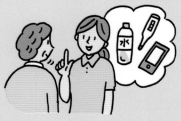

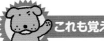

**これも覚えておこう!** ┈┈┈ **頓用薬** ┊┊┊┊┊┊┊┊┊┊┊┊┊┊┊┊┊┊┊┊┊┊┊┊┊┊┊┊┊┊┊┊┊┊┊

● 頓用薬を使用した場合は，残薬の確認もその場で行うとよいでしょう.

● 特に週末や連休前は余分に手元にあるようにするとトラブルになりません.

● 訪問看護では院外薬局を利用しますが，休日は休みで閉まっていることが多いです．病院のようにすぐに治療薬が手に入る訳ではありませんので，事前に処方してもらい取りに行ってもらいます（薬局に届けてもらいます）．休み明けまで最大使用量の予備を用意しておくことが大切です.

## 第 3 に「経過観察」でよい場合

**Point!**

● 異常値を示すような変化ではないが，いつもより活気がないと感じます.

● 前回の訪問後，本日の訪問までの間で何かしらの異常症状が生じたが，現在は消失しているようなときです.

**注意!** ◎家族への聞き取り

● 症状の発生時にどうだったかについて，家族からの聞き取りが大切です.

● 通所介護や訪問介護の記録も合わせて確認をしましょう.

● 予測されることから，家族への助言が大切です！

● 今後，同じような症状が発生したときは何をどのように注意するかを，簡潔にわかりやすく伝えます.

● 起こりうる症状の変化を伝え，対処方法を具体的に助言します.

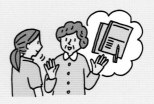

**注意!** ◎判断に迷う時は？

●「この状態で何もせずにいた時に無事に明日を迎えられるか？」を考えてみましょう.

● また，看護師の次回訪問はいつか？　他の訪問者で次に来る人は誰（どんな職種か）？　もしくは通所介護などの利用はあるか？　関係者への連絡，経過観察は「連絡ノート」やメモに記載して，療養者の変化にチームで対応できるようにしましょう.

● 些細だと思うことでも，迷ったら管理者や先輩看護師に相談しましょう！

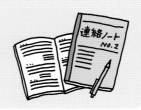

## 24時間対応・緊急連絡・緊急訪問

（すべてのステーションが実施しているわけではありませんが，）訪問看護ステーションは24時間緊急訪問対応を求められています．

● 24時間緊急訪問看護に関しては都道府県への届出が必要で，2015年現在89.2%の登録です[2]．

### Point!

● 当番の体制はステーションによって違います（以下例）．
● 多くのステーションでは，緊急当番はスタッフが交代で事業所の携帯電話を持ち，基本的に夜間は自宅に戻って電話連絡があればそのときの判断で様々な行動で対処します．
● 緊急電話は当番が対応しますが，夜間など実際の訪問は担当スタッフが対応に当たることもあります．
● 管理者が一元的に連絡を受け，担当者が訪問を実施することもあります．

 緊急電話当番が昼間もあるステーションもあります．昼間は多くの仲間が近所で訪問を行っているため，相談しやすい環境にあります．

### 緊急当番

## 豆知識  緊急当番になった時の心構え

● 緊急対応用の携帯電話が音の鳴る状態か確認します（入電があった時に素早く気がつくように）．
● 頻回に連絡を取る医師の連絡先も登録しておくと安心です．
● できれば管理者やスタッフの連絡先を自分の携帯電話にも登録します．電話番号のみならず，メールやLINEなどのアドレスも交換しておきましょう．
● 深夜などの訪問の可能性もあるため，基本的には飲酒は避けましょう．
● 慌てずに対処できるように，余裕を持った生活をしましょう．
● 自家用車で訪問するステーションでは，ガソリンが入っている状態で待機しましょう．

 昼間の訪問時にしっかりとケアしておくと，夜間に緊急電話が鳴ることはほぼなくなります．
看護師に電話がかかってくるときは，判断に迷うときが多いので，一緒にあわてずに考え，基本的な対応で済むことがほとんどです．
緊急電話当番は，あまり心配しすぎずにチャレンジしてみてください．日中の相談を積極的に受けておくと訓練にもなりますよ．

### 事前の申し送り

● 緊急連絡が予想される療養者の情報を，広くステーション内で共有しましょう．
● 当日の夜間等に変化が予測される療養者の状態や対応方法を夕方に申し受けましょう．
● 看取りが予測される場合は，担当者と「呼吸停止」の連絡があったときの役割を確認しておくとよいでしょう（ステーションにもよりますが，長く担当している場合は担当者がエンゼルケアを行う場合があります）．

### 変化が予測される方がいる場合

● 当然ですが，療養者の現病歴・既往歴を確認しておきましょう．担当以外やチームで対応をしている場合は全療養者の詳細まで確実に覚えていることは困難です．
● 休日や夜間等に緊急対応が必要な療養者の情報について，どのような場合でも正しく安全に確認できる方法をそれぞれのステーションで整備しておく必要があります．

## 注意！ ◎療養者情報は個人情報

●療養者情報は個人情報のため，細心の注意をはらって取り扱いましょう．
●療養者の名前・住所・連絡先・病名・主治医および連絡先などの一覧を紙ベースで持つときはステーション外に持ち出すので，移動時には肌身離さずに持ち歩きましょう．

| 名前 | 住所 | 連絡先 | 家族連絡先 | 病名 | 主治医連絡先 | 注意点 |
|---|---|---|---|---|---|---|
| A | ○市○町 | | C 氏 | 心不全 | | |
| B | ○市△町 | | 無し | 末期肺癌 | | HOT 3L |

●緊急対応用携帯電話やモバイル機器は暗証番号を設定して，万が一紛失した際も電話番号・住所録や専用ソフトが他者によって簡単に開けられないようにします．
●自分の携帯電話であっても LINE などで療養者の個人名などは絶対にあげてはいけません．

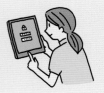

### ケアの基本方針を知っておきましょう

●状態が変化したときにどのような対応をするのかを確認しましょう．
●自宅看取りなのかどうかを確認しておきましょう．
●自宅看取りと決まっているときは，訪問介護員（ヘルパー）など多職種とも情報共有を徹底しておきましょう．

### 緊急連絡が入ったとき

| 緊急連絡<br>個人の特定 | ●どこの，誰か？　正しく確認　復唱し確認します． |
|---|---|

> 同姓同名や似たような名前の場合があります．

| 内容確認 | ●緊急性を判断します．<br>●どのような状態・症状か？　いつから起こっているのか？ |
|---|---|

> 判断に迷うときは，管理者や先輩に相談しましょう．
> また，訪問が必要なときにも報告をし，追加で対応することがないか確認をしてから行動していくと，より安心して対応できると思います．

| 対　応 | ●緊急性ありの場合（救急搬送，主治医へ報告，看護師訪問の有無）<br>●電話相談のみの実施<br>●訪問までに療養者自身や家族に実施してもらうことを伝えます． |
|---|---|

### 看護師が訪問をする場合

●緊急性が低く，看護師が訪問することで対応できることがあるとき
●看護師が実施している処置（点滴や尿道カテーテルの対処など）等の依頼時
●退院直後や療養者・家族の不安が大きいときなどは訪問します．
●状態がはっきりしないが，症状が変化していることが予測されるとき
●緊急訪問実施後は医師へ状態を報告します（急がないものは FAX やメール，翌日の報告でも可）．
●訪問する際は到着予定時刻を伝えます．
●訪問途中での変化が予測される場合は，変化する可能性のある状態を伝え，対処方法も助言します．

> 看護師の訪問では，医師を呼ぶほどではないが…家族が「何かがおかしい？」と迷った状態での相談もあります．
> 何がどのように変化したのか？具体的にやさしくわかりやすい言葉で確認できるように心がけるとよいでしょう！

> たとえば，「○○時頃にはお伺いします．到着までの間に△△をしてお待ちください．途中で心配なことがある場合には，再度遠慮なくこの番号にご連絡ください」等と伝えましょう．
> 家族や療養者は「何もしない」「何もできない」ことに不安を覚えます．

## 緊急連絡先

体調に変化があった時は以下へご連絡下さい

☆主治医：メディカクリニック　担当医師：○○先生
8：30〜17：30　　　06 −○○○○−○○○○
17：30〜翌朝8：30　❶ 070 −○○○○−○○○○
　　　　　　　　　　❷ 080 −○○○○−○○○○

✿○○訪問看護ステーション
8：30〜17：30　　　06-0000-1234
17：30〜翌朝8：30・土日祝日（終日）
　　　　　　　　　　❶ 090 −○○○○−○○○○
　　　　　　　　　　❷ 080 −○○○○−○○○○

≪119番≫
「住所」○○市○○町1丁目1番
「名前」「年齢」「性別」

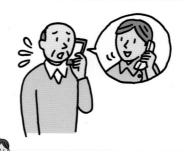

クリニックと訪問看護ステーションの順番を逆にするなど，レイアウトはこの限りではありません．

このような用紙を療養者宅に用意しておくとスムーズに連絡がとれるでしょう！

## 救急車の利用方法

119番にかけると，消防署の通信司令官が誘導してくれます．
慌てずに話しましょう！
持ち出しカルテを準備して連絡しましょう．
住所・名前・年齢・病名・状態・電話をかけている人が誰かを聞かれます．

 119番です！　火事ですか？　救急ですか？

 救急です！

 どうしましたか？

 脳梗塞後の72歳男性，高熱が出て，意識がもうろうとしています．

 そこは何町，何丁目，何番ですか？

自宅の固定電話からかけられれば，消防署のシステムで発信元の場所がわかります．

 ○○町，3丁目12番です．
○○マンション303号室です．

 あなたの名前を教えてください．

 ○○訪問看護ステーションの訪問看護師の○○です

☞**Point!**

- この後，救急車が手配され，救急隊から折り返し電話が来ます．
- 再度詳しい症状を伝えてください．また，救急搬送先の病院に連絡をして搬送の了承を得ているときは，その旨も伝えます．
- 訪問中に搬送をするときは，療養者の名前，年齢，病名，現在の状態をメモし，看護師自身の名刺も用意しておきましょう．

### 救急隊の到着までに実施しておくこと

- 療養者を安楽な状態にして待ちましょう．
- 声かけを適宜実施しましょう．療養者本人や家族も特に不安が強いものです．
- 搬送先の病院が決まっていれば，診察券などを準備しましょう．
- 救急車の音が近づいてきたら，手の離せる人が出迎えるとよいでしょう．
- 救急隊が搬送時に動きやすいように室内の動線を確保しましょう．
- 戸締まり，火の元の確認，家族がいれば家族の身支度
- 家族が不在時には家族に状況を連絡しましょう．
  搬送先が決まっていれば，この時に家族に伝え何時頃までに来れそうか確認をしてください．搬送先が未確定の時は，決まり次第再度連絡をすることを伝えましょう．

**MEMO** 搬送時の持ちもの

- 健康保険証関係
  「後期高齢者医療被保険者証」
  「国民健康保険被保険者証」
  「健康保険被保険者証」
  「健康保険限度額適用認定証」
  「障害者医療費受給者証」等

- 診察券
- 靴

「保険証など病院にいつも出している物を用意してくださいね」と声かけをします．

- 入院になりそうであれば，着替えやおむつ，洗面用具など簡単に準備しましょう．
- 家の鍵

**注意!**

- 救急車への同乗は行わなくてよいです．
- 家族が不在の時は，家族の連絡先などを伝えましょう．
- また，家族が何時頃病院へ到着できるか救急隊に伝えましょう．
- 搬送先が決まった時は主治医に連絡します．

引用文献

1）全国訪問看護事業協会．平成 27 年度全国訪問看護事業協会研究事業：訪問看護ステーションにおける 24 時間対応体制に関する調査研究事業報告書．2016, 117p.
https://www.zenhokan.or.jp/wp-content/uploads/h27-2.pdf ［2019/10/3 閲覧］

# ❖ 一人暮らしの療養者の支援

　現在，65歳以上の高齢者のいる世帯のうち，3割弱が一人暮らしとなっています．長年一人暮らしだった方，子どもが独立し配偶者が亡くなって一人暮らしになった方，状況はさまざまです．また，若い世代の単身者で，病気や障害により訪問看護などの在宅医療・ケアを利用している場合もあります．

　一人暮らしの方の在宅療養支援では，基本的にご本人から情報収集を行います．ご自分でできていることが変わらずできているかを確認し，看護師として予測できるリスクや変化が起きる兆しがないか，医療面のことだけでなく生活上で困っていることがないかなどを聞き取っていきます．電話やメール等がきちんと使えるかも大切で，体調の変化時には早めに相談してもらえるよう，信頼関係を築き，声かけをしていきます．緊急時に訪問看護師等が家に入れるよう，合鍵を隠しておけるキーボックスを設置することもあります．

　介護に関わっているかどうかにかかわらず，別居の家族がいる場合には，少なくとも療養者の現状については知っておいてもらうことが大切です．療養者と相談しながら，情報を共有していきます．

　関わる家族のいない方でも，友人・知人，近所の方が療養者を支援してくれている場合があります．状況によっては，そうした専門職以外の支援者とも繋がりを持ち，「チーム」として療養者の望む療養方針に沿った生活を実現していくことも必要になります．

　一人暮らしでも，寝たきりでも，終末期でも，自宅で暮らすことはできます．療養者本人が希望し，支援体制が整えば，一人暮らしの方の看取りも可能です．

　独居者で在宅療養が難しい，あるいは最良の選択とならないのは，療養者自身が一人暮らしを望まない場合，不安が大きい場合，認知症などにより本人の混乱や行動の危険が大きい場合などがあります．常に介助できる人がいる環境であれば，調理や趣味活動などまだまだできることのある人が，一人暮らしであることによって行動を制限されざるを得ない場合，何を優先するかは個別的な選択となります．必ずしも医療者から見た安全が優先されるべきとは限りません．本人の希望やこれまで生きてきた価値観をふまえ，多機関・多職種で意志決定を支援していきます．

**MEMO**

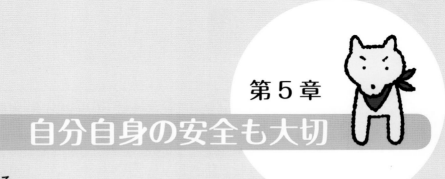

# 第5章
## 自分自身の安全も大切

1 ●リスクに備える

# 1 リスクに備える

医療機関と同様に，在宅においても様々なリスクが生じます．

一人での訪問に不安はつきものですが，様々なリスクにどのように対応したらよいか，一人で悩まず，チームで解決していきましょう！

##  感 染

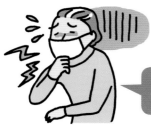

風邪とインフルエンザの違いって，なんだっけ？

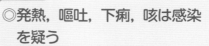

**☞Point!**

◎発熱，嘔吐，下痢，咳は感染を疑う

◎在宅のスタンダードプリコーションは工夫が必要！

## 豆知識 スタンダードプリコーション (standard precautions) [1]

● プリコーションとは予防（策）のことで，CDC（米国疾病管理予防センター）が提唱し推奨しています．
● 患者の血液，体液，分泌物，嘔吐物，排泄物，創傷皮膚，粘膜等は感染する危険性があるため，その接触をコントロールすることを目的としています．対策として，手指衛生，手袋やガウンの適切な使用・廃棄，器具や器材の適切な消毒・滅菌などの取り扱い，患者の隔離などが挙げられます．

## インフルエンザウイルス（飛沫感染）

 感染を拡大しないよう対応していきます．

**☞Point!**

● 約1〜3日の潜伏期間，突然38℃以上の高熱や全身倦怠感，食欲不振，やや遅れて，咳やのどの痛み，鼻水などの症状が現れます．
● 腰痛や悪心（吐き気）を訴えることもあります．
● 10日前後で症状が落ち着き，治癒します．
● 抗インフルエンザウイルス薬の服用が有効です．

### 予防接種（卵アレルギーの人は除く）

● 基本的に訪問看護師は全員予防接種をします．
● 療養者へは，厚労省「インフルエンザ予防接種ガイドライン」に準じ勧めていますが，通所利用者には勧めています．
● 通所利用していない人は，家族が感染させることもあるので，家族に接種を勧めています．

### 訪問看護師がインフルエンザにかかったら

● 予防接種していてもインフルエンザにかかることはあり，かかった看護師は休みます（熱が下がってもウイルスは残存しているため，解熱後2日熱が出なければ出勤可能）．
● 予防策（手洗い，マスク）を徹底し感染が拡大しないようにします．

### 療養者・家族がインフルエンザにかかったら

● 事業所によりますが，基本的に訪問は中止し，看護師が行う必要のある医療処置やケアの場合のみ訪問します．
● 訪問する看護師は，その年にすでにインフルエンザに罹患した人が行くようにしたり，訪問時間をその日の最後にするなど工夫しますが，発症中の家族と接しないようにする対応策は難しいので，事業所で十分検討しましょう．

## ノロウイルス（接触・飛沫・経口感染）

### ☞Point!

- 11〜1 月に流行. 嘔吐, 下痢, 腹痛などの症状が現れ, 感染力が強いです.
- 治療薬や予防のワクチンはありません. 消毒して感染を広げないようにします.

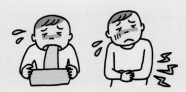

### 消毒方法

**床用（約 0.02%次亜塩素酸 Na）**

ハイター® 2mL
（ペットボトル
キャプ半分弱）

ハイター®を 500mL ペット
ボトルのキャップに半分弱
入れる
↓
水をボトルいっぱい入れる

500mL

**汚物用（約 0.1%次亜塩素酸 Na）**

ハイター® 10mL
（ペットボトル
キャプ 2 杯分）

ハイター®を 500mL ペット
ボトルのキャップに 2 杯分
入れる
↓
水をボトルいっぱい入れる

500mL

### 注意! ◎嘔吐物・排泄物の処理

- 上記の消毒液を用い, 処理します.

### ◎感染を拡げない

- 通所サービス利用者は利用を一時中止（接触者の状態を確認）します.
- 訪問サービスの事業所はマスク, 手洗いを徹底し, 訪問時には, 感染対策物品を常備しておきます.
- 不要な訪問を避けます.

感染対策物品

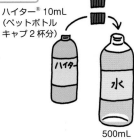

## 針刺し事故（接触感染）

### ☞Point!

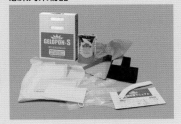

- 血糖測定やインスリン用針, 点滴用サーフローや翼状針, ポート針など針刺しのリスクを伴う処置時には針の取り扱いに十分注意します.

### ◎在宅では針刺し予防の器材の普及は不十分なことが多いです

- 針刺しを起こした場合, 速やかに流水で血液を流し, 管理者へ報告します.
- 管理者は当事者ができるだけ早く受診できるように訪問調整します.

## 疥癬（ヒゼンダニの寄生）

### ☞Point!

- 皮膚疾患の中でも痒みが強い特徴があります.
- 腹部や腕, 脚部に散発する赤い小さな丘疹, 手足の末梢部に多い疥癬トンネルに沿った線状の皮疹, 比較的少ないが外陰部を中心とした小豆大の結節ができます.
- 内服と外用薬治療, 再発予防に環境整備（皮膚の鱗屑からの感染リスクあり）を行います.

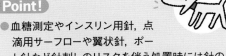

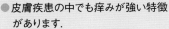
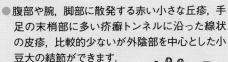

専用の医療廃棄 BOX がないときは, 栓のある空きビンやペットボトルなどを利用します.

暴 力

● 暴力とは，身体的暴力，精神的暴力（言葉の暴力，いじめ，セクシュアルハラスメント，その他いやがらせ）のことです．

**☞ Point!**

◎ どんな場合でも，身体的・精神的暴力，セクシュアルハラスメントは許されません
◎ 一人で悩まず適正な対応を受けましょう

## 療養者や看護者の様子をアセスメント

☐ 暴力の予兆となるような雰囲気がないか？（暴力前歴，アルコール依存，認知症，精神疾患）
☐ 職員の接遇は適切か？（攻撃的，高圧的態度になっていないか）
☐ 暴力を容認する風土がないか？

 **これも覚えておこう！** 「緊急時対応マニュアル」レベルの定義 [2]

レベル1：大声を出したり，すごんだりして身の危険を感じるようなレベル
レベル2：暴力をふるったり，凶器を持ち出すようなレベル（現場の判断では，それ以下でもレベル2とすることも可とする）
レベル3：犯人が次々に移動して襲ったり，放火をするようなレベル

**ケース1** 50代の女性　便秘・不眠　ADL自立　娘と同居

　長年の便秘・不眠で様々な医療機関を受診し，多量の薬を服用，中断を繰り返している（精神安定剤の処方もあり）．
　不要な救急要請が多くなり，かかりつけ医の判断で訪問看護が開始された．
　訪問看護の必要性を理解できず，暴言や苦情の電話が事業所に頻回にくるようになる．
　訪問看護は気分によって希望するが，訪問時に娘との関係性が上手くいっていないことを漏らす．

便秘や不眠の原因は不規則な生活習慣や多量の内服薬，家族との不和が影響している可能性があります．
家族からの情報では，30代の頃から身体的・精神的に不安定な状況は変わっていないとのこと．精神疾患の可能性もあり専門医への受診を勧めます．

訪問看護師や事業所に対する暴言・苦情に関しては，記録に残し，訪問看護が継続できる条件として暴言・迷惑行為を止める旨を療養者・家族へ説明し理解を得ます．
主治医や，担当地域の包括支援センターへ情報提供し連携します．

## 暴力が発生するメカニズム [3]

| 緊張論 | 統制論 | 文化的逸脱論 | ラベリング論 |
|---|---|---|---|
| 特定の社会構造圧力などの緊張状態により多くさらされた者がフラストレーションに陥り，その心理的緊張の解消の手段とする． | 人々が暴力を振るわないのは，一定の社会的絆に拘束されているから．社会的絆が弱い人間は暴力にコミットする． | 暴力に好意的なサブカルチャーがあり，それによって暴力に価値を認めることを学習した者が「価値の追求」として暴力を振るう． | 他者が，特定の人々に「乱暴者」といった烙印を貼りつけ，周囲がそのように扱ううちに，そのラベルにふさわしい役割を演じる． |

## セクハラ

- セクシュアルハラスメント（通称セクハラ）とは，意に添わない性的誘いかけや好意的態度の要求等，性的ないやがらせ行為のことです．
- 受け手がハラスメントと認識すれば，ハラスメントになります．
- 療養者だけでなく家族が加害者になることもあります．

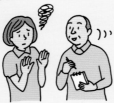

### 看護者が自己チェックすること[4]

- □ 居宅や居室に1人で入る場合は扉を閉めないようにしているか？
- □ 暴力（セクハラ）の誘因となるような言動，身なりではないか？（下着が透ける，胸元が見える，おびえる，無抵抗，技術が未熟）
- □ 療養者が快適に過ごせるような工夫をしているか？
- □ 相談窓口を知っているか？
- □ 暴力（セクハラ）発生時の報告システムを知っているか？
- □ 同僚，部下の相談に応じるようにしているか？
- □ 暴力（セクハラ）を黙認していないか？
- □ 暴力（セクハラ）に備えた訪問準備をしているか？

 ### セクハラを受けたとき

#### Point![4]

- 訪問先の部屋，家から出るなどして，身の安全を確保します．
- 身体的暴力等で緊急を要する場合は，家族，隣人，警察等に協力を依頼します．
- 家族に協力を求める，あるいは在宅療養を支援している地域の人的資源（保健師，ソーシャルワーカー等）を活用し，複数で加害者に対応します．
- 上司（あるいは待機者）に電話等で状況報告し，その後の対応について相談します．
- 上司（あるいは待機者）は可能な限り，被害者が訪問看護ステーションに戻り，必要に応じて受診できるように調整します．
- 訪問看護ステーションでの勉強会などで暴力発生メカニズム，リスク要因の理解を深めます．
- セクハラは加害者の問題であって，被害者の問題ではないことを認識しましょう．

**ケース2** 60代の男性 糖尿病 心不全 一人暮らし

週3回の訪問看護を利用し，血糖測定，インスリン投与の見守りの看護を受けている．
訪問看護師の中の若年者に対し性的な興味を抱く言動や，行動あり．個人の連絡先や，休日の予定を聞き，個人的な誘いをするなど，行為はエスカレートしている．
看護師は自分の対応に間違いがあったかもしれないと悩み，訪問看護に自信をなくしている．

個人の連絡先は教えられない旨を療養者へ説明します．個人的な誘いをするようになり，担当者を変更しました．療養者へはセクシュアルハラスメントの自覚をしてもらい，迷惑行為への注意を行います．行為を止めない場合は訪問看護ステーション変更の措置を検討する旨を説明しました．

担当者間で情報共有し，ハラスメントのきっかけの要因を考え，今後ハラスメントにつながらないような対策をステーション内で検討しました．

退職によって社会とのつながりが希薄となったこと，孤独感がハラスメントのきっかけの可能性があり，通所サービス利用など社会的つながりや会話の機会を持てる環境の調整をしました．ハラスメントを受けた看護師への精神的支援を行います．ハラスメントに関する知識の再確認を行います．

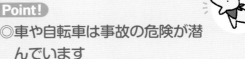

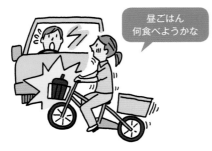

**交通事故**

昼ごはん
何食べようかな

**Point!**

◎車や自転車は事故の危険が潜んでいます

◎自分の身は自分で守る!

◎移動のときも緊張感を忘れずに

## 日常の自転車や車の点検

- □ タイヤに空気が十分入っているか?
- □ ハンドルの緩みはないか?
- □ ライトは点灯するか?
- □ 前後のブレーキがきくか?
- □ サドルが固定されているか?
- □ 反射板がついているか?

## 自動車に乗るときの注意

- ● 運転免許証の携帯を確認します.
- ● ガソリンの残量を確認します.
- ● 道路交通法の順守（運転中の携帯電話使用は禁止・罰則あり）
- ● 適正な場所で駐車します（路駐の許可書の提示）.
- ● 悪天候時の対応（雪道対応のタイヤに交換，速度規制）
- ● 定期的なメンテナンス（洗車，車検）

## 自転車に乗るときの注意

- ● 交通規制を守ります（左側走行，適正速度，信号無視や並列走行しない，夜間点灯）.
- ● 交差点や細い路地から広い道へ出る所では，必ず一度停まり安全を確認します.
- ● ながら運転をしない（片手で傘をさしながら，携帯を操作しながらなど）.
- ● 荷物は積みすぎないようにします.
- ● 地域の様子を確認しておきます（時間帯に応じた人の流れ，子どもや高齢者の行き来が多い所など）.

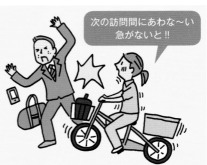

次の訪問間にあわな～い
急がないと!!

## 訪問看護における様々なリスクを回避するための対策[5]

**Point!**

- ● 訪問先の情報収集から，間取りや療養者の行動を把握し，助けを求められる場所を把握しておきます.
- ● 訪問先に電話で訪問する時間を正確に伝えます. 気配りや目配りを欠かさないようにします.
- ● 訪問時間中に家族等の付き添いがあるかどうかを確認します. 家族の背景，関係性も理解しておきます.
- ● 治安のよくない地域はなるべく複数で午前中に訪問します.
- ● 被害者になるリスクが高い看護師（p.125 自己チェック参照）は，早朝・深夜の訪問を回避します.
- ● ペットがいる場合は，害を受けないよう鎖につなぐ，またはケージに入れるよう依頼します.
- ● 訪問先で飲食を勧められても丁重に断わります.
- ● 服装と靴は必要時に走れるもの，携帯電話や防犯グッズを携帯し，最寄の警察等の電話番号も登録します.
- ●「苦情」は，サービスの質の向上，事故防止のための情報として捉えます.
- ●「セクハラ」「暴力」などの前兆がある場合，早期に同僚・管理者に相談します.
- ● 管理者は職員の安全に配慮した訪問調整や対応を行います（必ず労災保険に加入します）.
- ● 安全を確保できない場合は，訪問の中止を考慮します（管理者が対応します）.

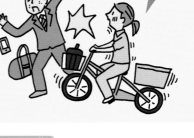

自分自身の安全も大切

> **注意!** ◎それでも，事故を起こしてしまったら…
>
> ● 安全確保，自身も動けない，相手が受傷していると予測される場合，救急要請，警察連絡，事業所へ連絡します．
> ● 軽微な事故でも後日「事故証明」が必要になるため，事業所に連絡し，必要に応じて警察に連絡します．
> ● 自分自身が対応できない場合は，周囲に助けを求めます．

**引用文献**

1）厚生労働省．高齢者介護施設における感染対策マニュアル．2019, 100p.
2）仁木智織．暴力防止のための危機管理体制の確立と患者対応の改善．看護展望．30(13), 2005, 30.
3）宝月誠．暴力の社会学．京都，世界思想社教学社, 1980, 151-72.
4）日本看護協会．保健医療福祉施設における暴力対策指針：看護者のために．2006, 30.
　　https://www.nurse.or.jp/home/publication/pdf/guideline/bouryokusisin.pdf
5）訪問看護用の苦情・相談・事故対応マニュアル．ケアマネジメントオンライン．
　　https://www.caremanagement.jp/?action_download_detail=true&lid=3275
6）前掲書 4), 63p.

**MEMO**

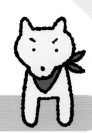

# 第6章

# 事例で学ぶ：暮らす人を支える看護

## 1 脳血管疾患後遺症のある療養者（リハビリ職との連携）

脳血管疾患は遭遇することの多い疾患です．発症後，急性期病院での治療が行われますが，麻痺や構音障害といった後遺症が残ることがあるため，リハビリ目的で地域包括ケア病棟やリハビリテーション病院等へ転院することが多くみられます．その後，自宅での介護条件を整え在宅へ戻ったり，あるいは施設へ入所となることもあります．訪問看護師は在宅で障害を抱えながら療養生活をおくる療養者や家族を，他職種と連携しながら支えていくことが求められています．

写真は，療養者さんの許可を得て掲載しています．

**事例紹介　Aさん（90歳，男性）**

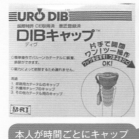

- ●要介護度1
- ●病名：脳梗塞後遺症による右半身不全麻痺，解離性大動脈瘤，神経因性膀胱にて尿管カテーテル留置中（間歇的に開放している），認知症
- ●家族：妻（83歳）と二人暮らし．近所に息子さんが住んでいる．
- ●環境：住宅街の一戸建てに居住，1階に療養者の居室，トイレ，浴室がある．
- ●障害高齢者の日常生活自立度（寝たきり度）：A2
- ●認知高齢者の日常生活自立度：Ⅱb

◎問題点
- ●薬を飲んだのを忘れて，また飲もうとしたり，尿管カテーテルを忘れてお尻の下に敷いたりすることがある．稀にDIBキャップの部位に便が付着していることもある．

**豆知識　DIBキャップ**

留置用カテーテルのキャップです．カテーテルに差し込んで，排尿の際にキャップを開閉して使用します．キャップを閉めると密閉されますので，そのまま入浴できます．

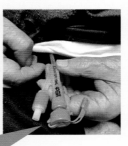

本人が時間ごとにキャップを開けて尿を排出します．

**サービス担当者会議にて**

- ●居宅サービス目標：Aさんの病状が安定して自宅での療養生活が継続できる．
  - ①病状の安定および再梗塞の予防ができる．
  - ②足腰に負担なく歩ける．
  - ③生活にメリハリをつけて閉じこもりの予防ができる．
- ●出席者：Aさん・妻，ケアマネジャー（介護支援専門員），通所介護職員，理学療法士，訪問看護師，福祉用具相談員
- ●担当者会議の内容：訪問系のサービスとして訪問看護師・理学療法士の訪問，および通所サービスを利用しながら在宅療養を継続していく．その内容を検討する．

理学療法士の見解
- 身体機能の低下があります.
- 玄関の高さが約 30cm 近くもあり，A さんの筋力では昇降が困難です．玄関の段差への対応が必要です.
- 妻との二人暮らしでは引きこもりになりやすいです．できるだけ戸外にスムースに出かけられるように福祉用具の検討と，下肢筋力増強のために下肢筋力トレーニングを行います.
- 玄関での昇降が安全にできるように，ベストポジションバー™と上り框の設置の提案がありました.

住宅改修

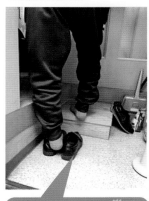

段差解消目的で上がり框を設置した．（写真は，本人が靴を脱いで上がり框に右足を乗せているところ）

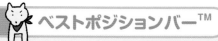
豆知識 ベストポジションバー™

ベストポジションバー™は介護保険でのレンタル商品です.
手すりは住宅改修になりますので工事が必要ですが，ベストポジションバー™は取り外しが可能です.

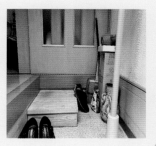

訪問看護師の見解
- 尿管カテーテルが留置されているので感染の危険性があります.
- 再梗塞の危険性があります.
- 誤嚥性肺炎の危険性があります.
- 右不全麻痺と 90 歳という高齢から筋力低下があるため，リハビリテーションのニーズがあります.
- 認知症があり，日常生活に支障をきたすような行動が見られます.

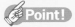 Point!

| 状態観察 | 尿管カテーテル開放時の手技確認 | 妻からの療養相談 | リハビリ戸外での歩行訓練 |

| 理学療法士との情報共有・連携 | 主治医との連携 | ケアマネジャー，他職種との連携 |

担当者会議の結果　通所サービス週 2 回，理学療法士週 1 回訪問，訪問看護師週 1 回訪問が決定しました.

訪問看護の内容　週 1 回訪問で状態観察，妻からの情報収集，尿管カテーテルの開放時の手技の確認などを行います.

上がり框とベストポジションバー™の設置で外へ出かけることが容易となり，デイサービス等への外出の機会が増えました.
玄関での昇り降りや靴を履くなど一連の動作は，見守りで行えています.

第6章

## 理学療法士との連携

- 理学療法士による下肢筋力アップのためのリハビリメニューに従って，トレーニングします．
- その後，雨天以外は，理学療法士または訪問看護師と一緒に杖を突きながら自宅周辺の歩行訓練を行っています（週2回）．
- 右足の不全麻痺のために，右足を擦って歩く傾向があり，見守りしながら歩行訓練を行っています．
- 歩行訓練を行っていると近所の方から挨拶をされることがあり，すぐに言葉が出ないために会釈だけで終わることがありますが，戸外での歩行訓練は，「近所の方に出会う」という一つの社会参加にもなっています．

自宅周辺を散歩することの
もう一つの効果

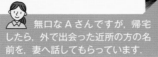 無口なAさんですが，帰宅したら，外で出会った近所の方の名前を，妻へ話してもらっています．

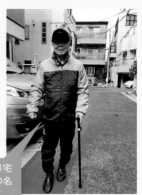

 ## 訪問看護師と理学療法士の連携のポイント

「理学療法士等による訪問看護については，その訪問が看護業務の一環としてのリハビリテーションを中心としたものである場合に，看護職員による訪問を代替するものとして位置づけられている．したがって，お互いに情報交換しながら利用者の訪問をする必要がある．」[1]

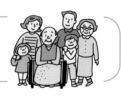 療養者の持てる力を最大限に生かし療養生活の継続

**訪問看護師の視点**
- 療養者の健康状態，生活，家族の状況を包括的にアセスメント
- 病状を予後予測し合併症の予防
- リハビリニーズのアセスメント

 **理学療法士の視点**
- 療養者の身体機能の評価
- 住環境・福祉用具のアセスメント
- 基本動作訓練や機能訓練

 **訪問看護師と理学療法士の協働**

1. 「訪問看護計画書（p.134参照）」を合同で作成する
2. 看護職と理学療法士等による情報共有
3. 定期的評価の実施・報告書の作成

**第1表**

## 居宅サービス計画書（1）

利用者名　　Ａさん　　　　殿　　生年月日　Ｓ○年　○月　○日　　初回 ・ 紹介 ・（継続）・ 申請中
住所

居宅サービス計画作成者氏名　　　　　　　　居宅介護支援事業者・事業所名及び所在地
居宅サービス計画作成（変更）日　平成○○年○月　○○日　　初回居宅サービス計画作成日　平成○○年○月　月○○日
認定日　平成○○年○月　○○日　　認定の有効期限　平成○○年○月○日　～令和○年　○月○○日
要介護状態区分　（要介護1）・　要介護2　・　要介護3　・　要介護4　・　要介護5

| 利用者及び家族の生活に対する意向 | ご本人：このままうちにいたいね。自分の足でずっと歩きたいね。<br>妻：今のように歩いてほしいわね。この町内会では最長老になっちゃったわよ、年も年だからどうなるかわからないけど私の体が続く限り、家で介護したいわね。週2回のデイサービスと、週2回理学療法士と訪問看護師の人が来てくれて週2回は自宅周辺を歩いているけど、続けてもらいたい。 |
|---|---|
| 介護認定審査会の意見及びサービスの種類の指定 | |
| 総合的な援助の方針 | 現在のサービスで体調が安定していらっしゃるので、引き続きサービスの継続に努めます。安心した在宅生活を続けられるように支援していきます。<br>緊急連絡先：○○○クリニック　連絡先 03-0000-0000　夜間連絡先：090-0000-0000<br>○○訪問看護ステーション　連絡先 03-0000-0000　夜間連絡先：090-0000-0000 |
| 生活援助中心型の算定理由 | 1．一人暮らし　　2．家族等が障害、疾病等　　3．その他<br>（　　　　　　　　　　　　　） |

**第2表**

## 居宅サービス計画書（2）

利用者名　　Ａさん　　　殿

| 生活全般の解決すべき課題（ニーズ） | 長期目標 | （期間） | 短期目標 | （期間） | サービス内容 | ※1 | サービス種別 | ※2 | 頻度 | 期間 |
|---|---|---|---|---|---|---|---|---|---|---|
| 病状変化せず自宅で安心して療養できる | 病状の安定<br>脳梗塞が再発しない | H0/0/0～<br>R0/0/0 | 定期的受診<br>服薬の管理<br>感染を起こさない | H0/0/0～<br>R0/0/0 | 健康管理（診察）状態観察 カテーテル交換<br>状態観察 処方<br>居宅サービス計画の管理<br>服薬の管理 | ○ | 通院（循環器）<br>通院（泌尿器科）<br>通院（クリニック）<br>訪問看護<br>妻 | A<br>B<br>C<br>D | 3ヶ月1回<br>月1回<br>週1回<br>毎日 | H0/0/0<br>～<br>R0/0/0<br>同上 |
| いつまでも自分の足で歩いてほしい | 足の痛みが軽減して ADL が維持できる。 | H0/0/0～R0/0/0 | 下肢筋力を維持し安定した歩行ができる。<br>玄関に段差やベッドからの安全な立ち上がり | H0/0/0～<br>R0/0/0<br>H0/0/0～<br>R0/0/0 | 健康状態の把握 下肢筋力維持、体幹強化<br>戸外での歩行訓練<br>福祉用具貸与：手すり | ○ | 訪問看護（PT）<br>訪問看護（Ns）<br>福祉用具貸与 | D<br>E | 週1回（火）<br>～R0/0/0<br>週1回（木） | H0/0/0<br>～R0/0/0<br>同上 |
| 高齢でもあり、今後起こりうることに対して身近に相談できる相手が欲しい。 | 異常の早期発見<br>誤嚥性肺炎の予防等尿路感染 | H0/0/01～R0/0/0 | 緊急時の対応ができる | H0/0/0～<br>R0/0/0 | 状態観察 嚥下リハビリ 相談援助・尿管カテーテル管理 緊急時訪問看護加算 | | 訪問看護<br>PT・Ns | D | 週1回<br>（火・木） | H0/0/0<br>～<br>R0/0/0 |

※1　「保険給付の対象となるかどうかの区分」について、保険給付対象内サービスについては○印を付す。
※2　「当該サービス提供を行う事業所」について記入する。

**第3表**

## 週間サービス計画

利用者名　Ａさん　　　殿　　　　　　　　　　　　平成00　年　0　月分より

| | | 月 | 火 | 水 | 木 | 金 | 土 | 日 | 主な日常生活上の活動 |
|---|---|---|---|---|---|---|---|---|---|
| 深夜 | | | | | | | | | |
| 早朝 | 6:00 | | | | | | | | デイサービスに行かない日・B<br>起床<br>朝食 |
| 午前 | 8:00 | | 通所介護 | 訪問看護 | 通所介護 訪問看護 | | | | ベッドの新聞を広げ眺める<br>テレビを見る |
| 午後 | 12:00 | | ↓ | | ↓ | | | | 昼食<br>テレビを見る |
| 夜間 | 18:00 | | | | | | | | 夕食<br>テレビを見る |
| 深夜 | 22:00 | | | | | | | | 就寝 |
| 週単位以外のサービス | | 福祉用具貸与　手すり2か所<br>福祉用具購入：シャワーチェア | | | | | | | |

## 訪問看護計画書

| 利用者氏名 | A | 生年月日 | ○年　○月　○日　（○○　　）歳 |
|---|---|---|---|
| 要介護認定の状況 | 要支援（1　2）　　要介護（①　2　3　4　5） | | |
| 住　　　所 | 東京都○○区○○1－1－1 | | |

看護・リハビリテーションの目標

長期目標：病状が安定して来年も誕生日が迎えられる
短期目標：耐久性・筋力低下の回復　全身状態の維持・改善による誤嚥予防、
　　　　　安全な動作能力の獲得

| 年　月　日 | 問　題　点・　解　決　策 | 評　価 |
|---|---|---|
| | #1　尿路感染の危険性<br>　　　状態観察　尿管カテーテルの確認　　取り扱いの確認<br><br><br>#2　誤嚥性肺炎の危険性<br>　　　嚥下状態の把握　呼吸音聴取　嚥下訓練<br>#3　右半身不全麻痺による下肢筋力低下　右下肢痛<br>　　　寝起きや立ち上がりの基本動作　戸外での歩行<br>　　　訓練<br>#4　認知症　認知高齢者の日常生活自立度Ⅱb<br>　　　同じ目線でコミュニケーションを図りオープンクウェスチョンの質問<br>　　　をする　妻からの情報を得る | ・DIBキャップとの接続部に便が付着することがあったが感染の兆候はないプラン続行<br>・誤嚥性肺炎起こすことなく経過　プラン続行<br>・週2回は戸外での歩行訓練実施できている。プラン続行<br>・記憶力の低下があるため妻はその都度説明 |

| 衛 生 材 料 等 が 必 要 な 処 置 の 有 無 | | 有　・　無 |
|---|---|---|
| 処置の内容 | 衛生材料（種類・サイズ）等 | 必要量 |
| | | |

備考（特別な管理を要する内容、その他留意すべき事項等）

| 作 成 者 ① | 氏　名：○○ | 職　種：　看護師・保健師 |
|---|---|---|
| 作 成 者 ② | 氏　名：○○ | 職　種：　理学療法士・作業療法士・言語聴覚士 |

上記の訪問看護計画書に基づき指定訪問看護又は看護サービスの提供を実施いたします。


○○年　○月○日
○○医院　　　　　　　　　　　　　　　　　　○○訪問看護ステーション

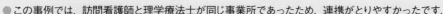

**Point!**

● この事例では，訪問看護師と理学療法士が同じ事業所であったため，連携がとりやすかったです．

● 「訪問看護計画書」は，毎月，声をかけあって作成しています．看護の一部を理学療法士が担っているので，看護師と連携をとることは言うまでもありません．そのため，「訪問看護計画書」は作成者の欄が設けられています．看護の視点と理学療法士の視点を総合して一つの「訪問看護計画書」が作成されます．

● 同じ事業所でない場合も，看護師と理学療法士との連携は必要です．

● 訪問看護は介護保険の一つのサービスです．そのためケアマネジャー（介護支援専門員）の作成する「居宅介護サービス計画書」の中に訪問看護が位置付けられています．したがって，「居宅介護サービス計画書」と「訪問看護計画書」の整合性がなければなりません．居宅介護サービスの目標に沿って，Ａさんを中心に訪問看護師と理学療法士は協働して，ケアマネジャーと連携を図る必要があります．

## 連携以外のポイント

● 訪問看護師は療養者だけではなく家族も対象としています．

● この事例の訪問看護の対象者は90歳の夫ですが，高齢の妻に対しても訪問時に介護疲労の有無や，あるいは介護者自身の健康相談にのることも重要です．

● Ａさんが自宅で療養を続けるためには，妻である介護者の健康問題も影響するからです．

| 引用・参考文献 |

1）一般社団法人全国訪問看護事業協会編．訪問看護事業所における看護職員と理学療法士等のより良い連携のための手引き．2018, 5.

2）河原加代子ほか．系統看護学講座統合分野：在宅看護論．第5版．東京，医学書院，2017, 448p.

3）東京訪問看護ステーション協議会編．見てできる臨床ケア図鑑：在宅看護ビジュアルナーシング．東京，学研メディカル秀潤社，2017, 340p.

第
6
章

## 2 緩和ケアを受ける療養者

訪問看護で支える「緩和ケアを受ける療養者の事例」の前に，緩和ケアについて改めて示します．

 ### 緩和ケアとは

緩和ケアは
- 痛みやその他のつらい症状を和らげます．
- 生命を肯定し，死にゆくことを自然な過程と捉えます．
- 死を早めようとしたり遅らせようとしたりするものではありません．
- 心理的およびスピリチュアルなケアを含みます．
- 患者が最期までできる限り能動的に生きられるように支援する体制を提供します．
- 患者の病の間も死別後も，家族が対処していけるように支援する体制を提供します．
- 患者と家族のニーズに応えるためにチームアプローチを活用し，必要に応じて死別後のカウンセリングも行います．
- QOLを高めます．さらに，病の経過にもよい影響を及ぼす可能性があります．
- 病の早い時期から，化学療法や放射線療法などの生存期間の延長を意図して行われる治療と組み合わせて適応でき，つらい合併症をよりよく理解し対処するための精査も含みます．

 早期からの緩和ケアがなぜ必要なのでしょう．アメリカで行われた研究の結果があります．標準ケア群と，標準ケア＋診断時から緩和ケアを行った群で比較したところ，診断時から緩和ケアを加えていた群のほうが，QOLが良好で抑うつが少ないという結果が出ました．

 **これも覚えておこう！** 緩和ケアの定義（WHO 2002年）

緩和ケアとは，生命を脅かす病に関連する問題に直面している患者とその家族のQOLを，痛みやその他の身体的・心理社会的・スピリチュアルな問題を早期に見出し的確に評価を行い対応することで，苦痛を予防し和らげることを通して向上させるアプローチである．

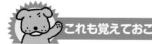 **これも覚えておこう！** 緩和ケアと治療の関係

| 今までの考え | 治療 | 緩和ケア |
| --- | --- | --- |

時間軸 ——————————————————————→ 死

| 新しい考え | 治療 | 緩和ケア | 遺族ケア |
| --- | --- | --- | --- |

**MEMO** 緩和ケアは……
- 疾患名は問わない．
- 患者とともに家族もケアの対象となる．
- 治療の最中から行われる．
- チームケアである．
- 死ぬためのケアではなく，生ききることを支えるケアである．

在宅での緩和ケアの特徴

- 常時医療者はいないので次の訪問までに起こりうることを看護師が予測し，療養者や家族が自分たちで疼痛などの身体症状に対応できるように少し早めに薬などの対処方法を準備しておきます.
- 悪性腫瘍の場合，短期間で急激に症状が変化するため，支える他職種とタイムリーな情報共有とスピーディーな対応が必要になります.

## 全人的苦痛の考え方

**Point!**

緩和ケアを受ける療養者は疼痛などの身体的な苦痛だけでなく，精神的苦痛や，社会的苦痛，スピリチュアルな苦痛が相互に影響し合い苦痛を生じています.

例えば

- 孤独感や今後への不安（精神的苦痛）が痛み（身体的苦痛）を増悪させてしまう.
- 治療に対する経済的な悩み（社会的苦痛）が解決したことで夜間眠れるようになり，イライラ（精神的苦痛）しなくなった.
- 痛み（身体的苦痛）が緩和されたところで人生の意味への問いや，なぜ自分がこんなに苦しまなければならないのだろうという思い（スピリチュアルな苦痛）に向き合うようになる.

など

**身体的苦痛**
- 疼痛
- 痛み以外の身体症状
- ADL の支障　など

**精神的苦痛**
- 不安
- 恐れ
- 苛立ち
- うつ状態
- 孤独感
- 怒り

**全人的苦痛**

**社会的苦痛**
- 仕事上の問題
- 人間関係
- 経済上の問題
- 家庭内の問題

**スピリチュアルな苦痛**
- 人生の意味への問い
- 苦しみの意味
- 神の存在の追求
- 罪の意識
- 価値体系の変化
- 死生観に対する悩み

全人的苦痛を理解し，身体的な苦痛だけでなく影響している苦痛があるかもしれないという視点を持つことで見えてくることがあります.

➡ 療養者の苦痛をわかろうと寄り添うことが大切です.

## 緩和ケアを経て看取りを行った事例

### 事例紹介　Bさん（60代，男性）胃癌

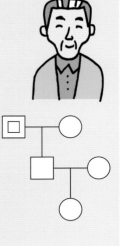

- 60歳で定年を迎え，その後数年間嘱託として同じ会社で働き，リタイアした年に胃癌と診断された.
- 要介護1

#### ◎家族関係

- 妻と二人暮らし. 車で20分くらいのところに長男家族が在住し，関係性は良好.
- 妻は週に何日かパート勤務で日中不在. 妻が不在の時には食事の準備などはB氏が行っていた.
- 妻は整形疾患の持病があり，日常生活には問題ないが，膝や腰に負担のかかる姿勢をとることは困難だった.

#### ◎訪問看護導入の経緯

- 201X年8月吃逆と胸部不快感が出現し，精査の結果胃癌と診断された. 診断された時点で治療は難しく予後3か月と告知された. 緩和ケアを勧められ，外来で緩和ケア医から訪問看護を勧められた. 緩和ケア病棟のエントリーも同時期に行っている. 訪問期間は約10か月.

## 初回訪問時

- B氏は「治療は難しいと言われている. どうせもうすぐ終わりだし，何もしなくていい」と投げやりなことを言いながらも，訪問看護自体を拒否することはありませんでした.
- 症状としては体重減少があり，食事を食べるとつかえる感じがして今までの半分くらいの量しか食べられないのが困っているということでした.
- また，B氏・家族とも，介護が必要な状態になったら緩和ケア病棟に入院したいという希望がありました.

> 訪問看護が開始となった場合，できるだけ早い段階で療養者が病気をどう受け止め，どのように生活をしたいかを確認しています. がんの場合，治療ができなくなった時点で，どのような状態になったら入院を考えるかも確認しています.
> この段階で最後まで家でと強く決定している方は少ないと思います.

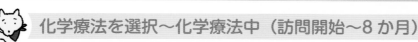

## 化学療法を選択〜化学療法中（訪問開始〜8か月）

### 外来化学療法中からの緩和ケア

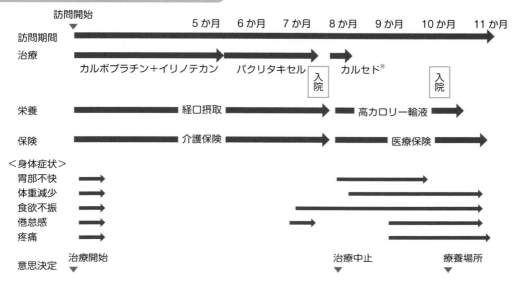

## ◎看護目標
● 病状の受け止めがわかり，B氏の希望する在宅療養を継続できる．
● 化学療法中のモニタリングを行い，有害事象の早期発見，対応ができる．

## ◎看護計画（抜粋）
● バイタルサインの観察，身体症状の確認と緩和
● 今後の療養場所についての希望をB氏・家族に確認し，必要な情報提供を行う．
● 化学療法の有害事象についてモニタリングし，必要時外来への情報提供を行う．
● B氏・家族の病状の受け止めを確認し，送りたい生活を実現する方法を相談する．
● 緊急時の連絡体制の確認を行う．

### 経過

● 緩和ケア医が主治医になり，再度検査をした結果，化学療法が十分できると勧められました．B氏は前医から治療できないと言われていたので，「今から治療してもよくならないのではないか」という思いと，「少しでも効果があるのではないか」という思いで揺れていました．家族はできるなら治療をしてほしいとのことでした．

● 化学療法のメリットとデメリットをどのように主治医から聞いているかを確認しました．B氏は医師からの話は十分理解できており，化学療法をすると有害事象が出現するのではないか，有害事象で苦しむ時間が長くなるのは嫌だと思っていました．主治医にその思いを伝えるように話し，看護師からも主治医に情報提供しました．B氏は化学療法を受けることを選択しました．

> 治療中の訪問看護の役割として外来との連携が求められます．
> 有害事象の程度など，必要なときは在宅での情報提供を行っています．

第6章

- 1回/3週，外来化学療法が開始となりました．治療の効果があり，食事摂取量が増えました．訪問すると「今週はラーメンが食べられた」など，話してくれるようになっていました．
- また，少し体力をつけようと近くを散歩するようにもなりました．
- 治療が継続でき，経口摂取量も増え，告知された予後は過ぎました．
- 体調が落ち着いていたため，B氏からは「このまま治っちゃうかもな」などという言葉も聞かれるようになりました．体調がよいうちにと妻と田舎に旅行し，親族に会うことができたそうです．B氏は「最後の別れができたよ」と話してくださいました．

 **これも覚えておこう！** **療養者の希望を支える**

- B氏の「このまま治っちゃうかもな」という言葉をどのようにとらえ，どう返答するのかは，一つのポイントです．
- B氏が実際に治癒することはありませんが，それでも治るかもしれないという奇跡が起きることを希望することは当然のことです．
- 療養を続けるうえで希望はとても重要です．
- 「治ったらいい」という希望に対して，看護師は「治ったらそれが一番いいですよね」と否定せず聞きつつ，体調が落ち着いている今，何がしたいかという実現可能な希望があるか確認しました．その中でB氏が選択したことが親族に会いに田舎に旅行するということだったのだと思います．

## 経過

- B氏は5か月目になると食欲が急激に低下し，食事摂取がほとんどできなくなっていました．倦怠感も強くなり，散歩に行く気持ちにならなくなっていきました．
- 6か月目に撮影したCTで，腫瘍の増大が認められ，化学療法の薬剤を変更しました．
- その後，38℃台の発熱を認め訪問看護師に連絡があり，何らかの感染を疑い主治医に報告し入院となりました．検査の結果，有害事象の骨髄抑制で白血球が低下し，感染をきたしていました．

## ◎ 1回目の入院

- 入院加療により感染兆候は落ち着いたものの，胃の腫瘍が増大したことで蠕動が障害されるようになり，経口摂取がさらに困難となりました．
- 入院中にCVポートを造設し栄養管理を行うことになり，ポート管理が必要な状態で退院することになりました．

 **豆知識** **CVポート**

&lt;ポートの利点&gt;
- 高カロリー輸液や抗がん剤など末梢血管では投与できない薬剤を安全に投与できます．
- 体内に埋め込むため，自己抜去や感染のリスクが中心静脈栄養（IVH）より少ないです．
- 療養者や家族がヘパリンロックや自己抜針することができるため，在宅で療養生活に合わせた点滴管理ができます．

&lt;ポートの欠点&gt;
- 療養者や家族が手技を覚えなくてはなりません．
- IVHより少ないものの，感染のリスクはあるため清潔操作が必要になります．

**＜在宅でのポート管理＞**

●介護者の理解度や希望によって，ケースごとで異なりますが，一般的には次のように分担することが多いように思います。

○家族がすること
・点滴バッグの交換
・カフティー®ポンプの電池交換
・状況により
　（ルート交換，ヘパリンロック）

○看護師がすること
・刺入部の観察
・針，ルート交換
・ヘパリンロック

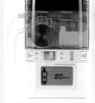

カフティー®ポンプは在宅での中心静脈栄養のときによく使用されます。簡便で操作がシンプルで持ち運びをしやすい大きさになっています。

●退院前カンファレンスで，妻は高カロリー輸液の「上室と下室の開通方法」と「点滴バッグの差し替え」について指導を受けていたので，毎日の差し替えは妻が行い，針とルート交換は看護師が行うこととしました。

●妻にとって初めての輸液管理であり，妻は点滴バッグの準備と差し替えができるか非常に不安に感じていましたので，バッグの交換時間に合わせて訪問看護をプランし，自信がつくまで一緒に行うこととしました。

医療処置が開始になった場合，最初の2，3日，トラブルなく過ごすことができれば，自信をもってその後も継続できることが多いように思います。そのためには，まず退院した直後に物品が揃っていることがとても重要になります。一週間は困らないように退院時には準備をお願いしています。
また，病院で受けた指導を継続して行うことが必要です。病院ごとに使用物品や細かい指導内容が異なるので，病棟看護師には当たり前と思うことでも，どのように指導したか，詳しく教えてもらいます（例えば，ポート針を差し替えるときの消毒の仕方や固定の方法など）。
同じように指導を継続できることで，療養者や家族の混乱を防ぐことができます。そのうえで徐々に在宅でしやすい方法に変更しています。

## ◎退院前カンファレンスをなぜするか

●医師からの説明，治療方針を確認し，同じ方針で在宅療養が継続できるために行います。

●医療処置がある場合には指導内容と習得具合を確認します。退院時に完全にできるようになっている必要はありません。できるようになったことと不十分なことを確認し，引き継いで在宅で指導を継続するためにカンファレンスが必要です。

●退院してから次回受診や訪問診療までの間，十分物品があるように準備するものを確認し，今後どこでだれが準備するのかを明らかにします。

●退院と同時に在宅療養をスムーズに行えるよう在宅のサービス調整を行います。

第6章

化学療法終了後〜2回目の入院（8か月〜10か月）

## ◎看護目標
● 病状の受け止めがわかり，B氏の希望する在宅療養を継続できる．
● ポートの管理ができ，安全に輸液療法を行うことができる．
● 症状の緩和ができ，苦痛を最小限にすることができる．
● 家族が体調を崩さず介護をすることができる．

## ◎看護計画（抜粋）
● バイタルサインの観察
● 疼痛の有無，部位，程度，性状，増悪，軽減因子，生活に及ぼす影響の確認
● 嘔気・嘔吐の有無，水分摂取状況，経口摂取しやすいものについて一緒に相談する．
● 排便・排尿の量，性状の確認
● 病状の受け止めと療養に対する希望について確認（療養先の希望についても相談する）
● ポート部の観察（発赤，熱感，腫脹の有無），ルート交換，ポート針の差し替え，固定は看護師が行う．
● カフティー®ポンプのアラーム時の対応について説明
● 不安なことがないか確認
● 介護負担について確認し，必要時にはケアマネジャーと連携しサービス調整

### 経過
● 化学療法を行いましたが，嘔気の出現があり苦痛が強かったことで治療の中止を希望されました．
● 効果が乏しかったこともあり，化学療法は中止になりました．
● このタイミングでB氏から今後の療養についての話を聞きました．

**B氏の思いを確認した場面**　　　　　　　　　　**看護師の思考**

 治療のこと，先生から伺いました．

 化学療法ができないと言われてどう思っているのか聞いてみよう．

 うん…．もう治療はできないって．

 治療ができないって言われたんですね．

 まあ，診断された時から何もできないって言われてたし，仕方ないよね．

表情や声の状態はいつも通りだな．

 そうでしたね．でも治療してみないかと言われて，やってみようと決断したんでしたね．

 そう．3回目に薬を変えるまではよかったんだけど，今回の薬はだるくて動けなくなるし，気持ちも悪いしつらかった．もういいって言ったんだ．先生もやめましょうってさ．
（間）…こんな状態であとどのくらいなのかな？

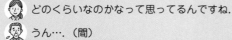 どのくらいなのかなって思ってるんですね．

 この質問が来たかー．苦しいな．でも，きちんと向き合わないと！
Bさんは何を思ってこの言葉を言ったのだろう．
本人からもう少しこの言葉が出た思いを聞きたいな．

うん…．（間）
もういいやって思っているんだよ．やりたいことはないし．だって食べられないってことは，もう終わりってことだろ？

ただ，これからどうなるのかなって．

 食べられないこともつらいけど，Bさんにとって一番の気がかりはこれからどうなるかなんでしょうか？

 今の食べられない状況が改善することは難しいとわかっていて，今の状態でいることの苦痛もあるのか．
残された時間もだけれど，これから自分の状態がどう変化するのかが気になるのか．

 そう．痛いのもいやだけど，奥さんに迷惑をかけるのがいやだなと思ってさ．

 症状も気になるけど，奥さんに迷惑をかけるのがいやなんですね．
（間）
Bさんはどんなことが奥さんに迷惑をかけることだと思っていますか？

 そりゃ，動けなくなって，下の世話をしてもらうこととか…．

奥さんに迷惑をかけたくないというのは介護負担をかけたくないということか．

 下の世話をしてもらうようになることが奥さんへの迷惑と思っているんですね．トイレへ行けなくなったら入院したいと思っていますか？

 …緩和ケア病棟に入るかな？
もう，一般の病院には入りたくないから．
まだ動けるし，動けなくなったらね．

やっぱり排泄の部分か．そこが入院のタイミングと考えているのか．
でも，ちょっと違和感があるな．本当は家にいたいけど奥さんのことを考えている感じだろうか．

## 経過

### ◎疼痛の発生
- 同じ頃から心窩部に重苦しいような鈍痛を自覚するようになり，時々痛みを強く感じることもありました．
- 胃癌による内臓痛が考えられたため，主治医に報告し，貼付による医療用麻薬が処方されました．
- 処方後に訪問し，疼痛の評価をしようとしたところ，B氏よりまだ使用していないと話がありました．
- 使用していない理由を確認すると「麻薬を使うほど，痛くないから大丈夫」と言われました．
- 麻薬に対する印象を聞いたところ，麻薬を使用するようになると「今まで通りに生活できなくなる」「死が近い」と捉えていることがわかりました．

### ◎麻薬への誤解
- 医療用麻薬に対する誤解があり，薬を使うより我慢するほうがよいと考えていることがわかりました．
- B氏は「夜は眠れているし，日中も痛みは我慢できる程度だ」と話していましたが，看護師から見ると痛みによって日中の行動が妨げられていると感じました．
- 訪問した段階では本人の思いを尊重しつつ，使用したいと思った時にすぐに使用できるよう医療用麻薬について説明を行い，主治医には使用していない事実と理由を報告しました．
- 次に訪問した際にはB氏は医療用麻薬を使用していました．

在宅の場合，痛くなったからといっても，夜間など薬局が開局していない時間ではすぐにオピオイドが準備できないことが多いです．痛みが変化したときに，主治医に処方しておいてもらい，症状に合わせてすぐに使用できるようにしています．
使用し始める際に，療養者や家族が麻薬を使用することに対する不安や恐怖心がある場合は，看護師が臨時訪問し，看護師がいる間に使用することがあります．その際に再度，使用方法の説明や副作用対策について説明しています．

● 麻薬を使用した後，B氏は痛みは残っているが使わないよりはいいという程度で，効果の実感はあまりありませんでした．
● 貼付剤を増やしても効果が乏しいことからオピオイドスイッチングを行うこととなり，ポートから持続静注でモルヒネを使用することになりました．

 **これも覚えておこう！** ▍▍▍ 医療用麻薬に対する抵抗感 ▍▍▍▍▍▍▍▍▍▍▍▍▍▍▍▍▍▍▍▍▍▍▍▍▍▍▍▍▍▍▍▍▍▍▍▍▍▍▍▍▍▍

● 医療用麻薬に対し，麻薬中毒になる，寿命を縮める，長く使うと効果がなくなるからできるだけ我慢してから使う，最後の手段といった誤解があります．
● 今までに家族が医療用麻薬を使用し，話ができなくなり，すぐに亡くなったなどの経験をしている人もいます．
● 薬と一緒に渡される薬剤情報提供書に書かれている説明を読んで，副作用がたくさんあって怖くなったという人もいます．
● 様々な理由があるので，服用していない場合はよく話を聞き，服用しない理由の確認が必要です．その上で誤解を解き，服用することのメリットを説明する必要があります．
● また，副作用への対応を並行して行うことを伝えることも大切になります．

▍▍▍▍▍▍▍▍▍▍▍▍▍▍▍▍▍▍▍▍▍▍▍▍▍▍▍▍▍▍▍▍▍▍▍▍▍▍▍▍▍▍▍▍▍▍▍▍▍▍▍▍▍▍▍▍▍▍▍▍▍▍▍▍▍▍▍▍▍▍▍▍▍▍▍▍▍▍▍▍▍▍▍▍▍▍▍▍

● 退院から1か月過ぎたころ，突然39℃台の発熱を認め，CRPが上昇し，ポート感染が疑われ入院となりました．
● 入院中にポートを抜去し，栄養管理のため末梢挿入中心静脈カテーテル（PICC）挿入を検討したようですが，適応ではないとのことで挿入はされませんでした．
● 入院中は末梢から維持輸液を行っていました．
● モルヒネは持続皮下点滴（PCA）で行っていました．

---

**MEMO** ▍ WHO方式がん性疼痛緩和の目標

第2目標
安静時には痛みなし

第3目標
体動時にも痛みなし

第1目標
痛みのない睡眠確保

● 療養者が痛みをどのように緩和したいと考えているかを確認する必要があります．
● 療養者によって「多少動くときに痛みがあっても，眠くならないほうがいい」とか「午前中は寝ているから午後動くときには痛くないほうがいい」など個別性があり，それに合わせた目標を療養者や家族と共有することが大切です．
● また，希望は随時変化しますので，適宜，目標の修正を行っていくことも必要です．

## 疼痛のアセスメント

| 項目 | アセスメントの内容 |
|---|---|
| 日常生活への影響 | ● どの程度支障があるか<br>● 睡眠がとれているか |
| 痛みのパターン | ● 持続痛と突出痛（予測可，不可）について |
| 痛みの強さ | ● VAS や NRS などツールを用いることも有効 |
| 痛みの部位 | ● すべての痛みがある場所を確認する |
| 痛みの経過 | ● いつから出現しているか |
| 痛みの性状 | ● 内臓痛か体性痛か予測できる |
| 痛みの増悪因子・軽快因子 | ● 痛みの増悪を避けたり，緩和できる方法を実践できる |
| 現在行っている治療の影響 | ● 指示通り服用しているか確認する<br>● 治療の反応を確認する |
| レスキュー薬の効果と副作用 | ● 使用回数や服用による効果があるか<br>● 副作用状況も確認する |
| 痛みや痛みの治療に関する心理社会的な評価 | ● 不安や抑うつがないか<br>● 本人にとっての痛みの意味 |

 **これも覚えておこう！** WHO の鎮痛剤使用の 5 原則

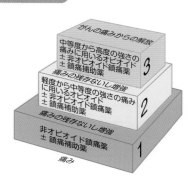

● 経口的に
　もっとも簡便な方法で用量調整が簡単
● 時刻を決めて正しく
　血中濃度を一定に保つため
● 除痛ラダー（WHO の 3 段階除痛ラダー）に沿って効力の順に
　痛みの程度に応じて鎮痛剤の変更を（強い痛みの時は 3 段階目のくすりを
　開始することもある）
● 患者ごとの個別的な量で
　十分な疼痛緩和ができる量を決定する
● そのうえで細かい配慮を
　指示通り服用できているか
　薬（医療用麻薬）に対して誤解がないか

 **これも覚えておこう！** PCA（自己調節鎮痛法）

● 疼痛のコントロールで内服できなかったり，貼付剤での調整が難しくなったときは，病院と同様に，注射剤でのコントロールを在宅で行うことがあります．
● PCA ボタンを押すことであらかじめ設定されている量が注入でき，自分で疼痛をコントロールできます．
● ボタンを押した後は一定時間内にボタンを押しても薬液が投与されない設定（ロックアウトタイム）ができるので，過剰に投与する心配もありません．
● 機械式ポンプとバルーンタイプがあり，それぞれに利点・欠点があります．

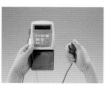 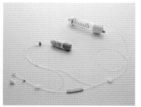

機械式ポンプ　　　　　　バルーンタイプ

### PCA チェック表

| 日時 | 残量 | 投与済み量 | | 投与速度 | ドーズ量 | ロックアウトタイム | 時間有効回数 | ドーズ有効回数 | | ドーズ回数 | | サイン |
|---|---|---|---|---|---|---|---|---|---|---|---|---|
| | | 前回から今回まで | 合計 | | | | | 前回から今回まで | 合計 | 前回から今回まで | 合計 | |
| ： | mL | mL | mL | mL | | | □ | | | □ | 回 | |
| ： | | | | | | | | | | | | |

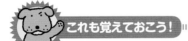

ドーズ量の変更があった場合には，連絡してもらいますが，表に記載をしてもらうようにもお願いしています．

● このような表を使用して，指示内容と投与量の確認ができるようにしています．
● 皮下点滴の場合，最低一週間に 1 回，針の差し替えを行いますが，療養者の状況に合わせて 2 回の場合もあります．
● その他，刺入部に発赤や疼痛が出現した際には適宜交換が必要です．

### これも覚えておこう！　非薬物療法のケア

● 非薬物療法だけで症状が完全に消失することは難しいです．
● しかし，療養者の好みに合わせてケアを行うことで，一時的でも症状を忘れることができるかもしれません．
● また，家族に指導することで，家族がケアできたという満足にもつながります．

| **温罨法** | **マッサージ** | **リラクゼーション** | **アロマテラピー** |
|---|---|---|---|
| 温めることで局所の血流をよくし，筋緊張の緩和や発痛物質の排泄を促します． | 筋緊張の緩和や不安，ストレスの軽減ができます． | 療養者自身で行えることで自己コントロール感を高めることができます．呼吸法や自律訓練法，漸進的筋弛緩法などがあります． | 植物から抽出された精油を用いてマッサージや足浴を行います． |

精油によっては利用しないほうがよいものもあります．

### 終末期へ

● その後，B 氏は本人の強い希望があり退院してきました．妻は看取った経験はなく，不安が強い状態だったため毎日訪問しました．
● 妻には看取りのパンフレットを使用しながら今後について説明を行い不安の軽減に努めました．最後の希望として入浴がしたいと亡くなる 2 日前に訪問入浴を行い，家族が見守る中旅立ちました．

参考文献
1）恒藤曉ほか編. 系統看護学講座別巻：緩和ケア. 東京, 医学書院, 2014, 336p.
2）日本緩和医療学会. がん疼痛の薬物療法に関するガイドライン 2014 年版. 東京, 金原出版. 2014, 344p.
3）森田達也ほか. エビデンスからわかる患者と家族に届く緩和ケア. 東京, 医学書院, 2016, 200p.
4）田村恵子ほか編. 看護に活かすスピリチュアルケアの手引き 第 2 版. 東京, 青海社, 2017, 158p.

# 3 認知症のある療養者

　認知症の高齢者を訪問した際に，その言動に戸惑いを感じたり，家族の力になれずに無力感を感じたりするかもしれません．そのようなとき，認知症の知識をもつことで，不可解に思えた言動の意味がわかったり，家族が困っていることの解決方法がわかったりすることがあります．

　そして，認知症の高齢者が残りの人生を少しでも心地よく送ることができるように支援するという看護師の姿勢が重要です．

### 事例紹介　Cさん（80代，女性）

● 認知症，要介護3，訪問頻度2回/週，夫と二人暮らし

### ◎経過
● 5年前に物忘れが目立つようになり，アルツハイマー型認知症と診断される．
● ADL：ベッド上で過ごすことが多く，トイレや食卓へはつたい歩きで行く．失禁することが多くなった．
● コミュニケーション：このところ，あまりしゃべらなくなり，うなずきや表情で返すことが多くなった．

### ◎訪問看護導入の経緯
● 訪問介護を利用して過ごしていたが，1か月前に尿路感染を起こし，2週間入院した．
● 退院後，食事摂取量の減少や便秘，尿失禁をするようになり，家族がケアマネジャーに相談し，訪問看護開始となった．
● また1週間前から，夜間の不眠がみられ，昼間は穏やかな表情で過ごすが，夕方になると表情が険しくなり，つじつまの合わないことを叫んだり，ベッドの上で立ち上がろうとするなどの行動がみられ，夫に戸惑いがみられた．

 アセスメントと看護の実際：食事摂取量減少への関わり

### 食事摂取の場面に立ち会い，現状把握

● Cさんは，食事を前にしても，両手でスプーンをいじっていて，なかなか摂取しようとしない．
● やっと摂取し始めても，同じものばかり食べているという状況がみられた．
● しかし，食べ始めると，おいしそうに摂取した．
● 食事中はテレビをつけており，食卓の上には，新聞など食物以外の物が乗っていた．

### アセスメント

● 食べ始めると，おいしそうに摂取する様子から，食欲はあると思われ，なかなか摂取しようとしないのは，認知症の中核症状である「失行」「失認」による食事摂取量減少であると判断しました．

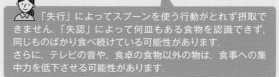

「失行」によってスプーンを使う行動がとれず摂取できません．「失認」によって何皿もある食物を認識できず，同じものばかり食べ続けている可能性があります．
さらに，テレビの音や，食卓の食物以外の物は，食事への集中力を低下させる可能性があります．

## 認知症の中核症状と行動・心理症状

脳の変性やダメージ

### 中核症状

●**記憶障害**
新しいことを覚えられない，経験を忘れる

●**見当識障害**
自分のことや時間，場所がわからない

●**注意力の低下**
食事に集中できない

●**失語**
語彙が減る

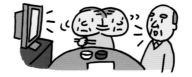

●**失行**
筋力低下やふるえなどの運動症状がないにもかかわらず，目的に合った行動ができない[2]

●**失認**
見たり聞いたりする知覚に異常はないが，見たり聞いたりしたことの意味がわからない[2]

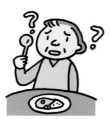

※ BPSD（Behavioral and Psychological Symptoms of Dementia）：認知症の行動・心理症状．かつては「周辺症状」といわれた症状で，幻覚・妄想，不安・焦燥感，暴言・暴力，不眠などがある．認知症に必ず出現する治癒不可能な「中核症状」と異なり，ケアによって改善可能な症状である[3]．

ケアで改善が望めます．

### BPSD

●幻覚・妄想　●不安・焦燥感
●暴言・暴力　●不眠
　　　　　　　　　　　　　　など

### 誘　因

●不安感　　　●疎外感
●体調不良　　●苦痛
●不適切なケア　●環境要因　　など

## 看護の実際と結果

●失行に対しては，Cさんがスプーンを正しく持つように介助し，最初の数口は，Cさんの手に看護師の手を添えて口まで運ぶことを介助すると，続けて自分で食べ始めることがわかりました．

●失認に対しては，多くの皿で出すことをやめ，ワンプレートに盛り付けて，認識しやすいようにしました．

●色々なものに箸をつけるように「次は○○を食べますか」などと声をかけて他の食物を認識するように誘導すると，自分で口にもっていくようになりました．

●食べることに集中できるように，テレビを消して静かな環境の提供と，テーブルの上に食物以外の物を置かないようにしました．

●これらの関わり方を夫にも実践してもらい，食事摂取が以前よりも進むようになりました．

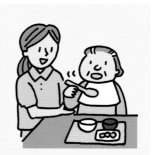

## アセスメントと看護の実際：尿失禁への関わり

### 排泄の場面に立ち会い，現状把握

- Cさんは，尿意を感じると落ち着かない様子で，伝い歩きでトイレまで行こうとした.
- それに夫が気づき付き添うが，トイレに入ってもなかなか排泄行為にいたらず，立ったままであたりを見回したり，周囲のものをいじったりしていた.
- それを見た夫は「早くしなさい！」とイライラした口調で叱っていた.
- これらに時間がかかり，その間に尿失禁していることがわかった.

### アセスメント

- 周囲をきょろきょろと見回すなどして，なかなか排泄動作が行えない状況も，「失行」によるものであると考えられます.
- Cさんの場合，尿意を感じ，トイレの場所もわかり，行くことができるが，排泄するための一連の動作がわからないという体験をしていると考えられます.

認知症が軽度の場合には，「ズボンをおろしてください」などの言葉で動作を伝えることで自分で動作がとれますが，認知機能低下が進行すると介助者がズボンを下ろしたり，便器に座るように肩を軽く押したりして，動作を誘導する必要があります.

### 看護の実践と結果

- 夫に，これはCさんがわざとゆっくりと行動しているのではなく，認知症の症状の一つであることを説明し，動作を誘導する具体的な介助方法について伝え，実践してもらうと，便器に座るまでの時間短縮ができ，尿失禁する頻度が減りました.
- その結果，夫が排尿のたびにイライラすることなく，Cさんも排尿の場面で叱られることがなくなりました.

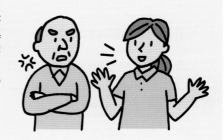

### これも覚えておこう！ 他の生活障害を予想する

- 食事や排尿の状況把握から，Cさんは認知機能低下による失行と失認があることがわかりました.
- そこから失行，失認による他の生活障害もあるであろうと予想し，家族に尋ねると，「外に散歩に出かける際にも，玄関でなかなか靴を履こうとせず，もたもたしているため，よく叱ってしまう」とのことでした.
- この場合も靴を履くという行動ができない失行であったり，目の前に並べてある靴を認識できない失認であったりする可能性を説明し，靴を履くまでの動作の介助が必要であることを説明しました.
- 夫が，Cさんの行動がスムーズにいかないのは，認知症の症状によるものであることと，介助方法を理解することで，Cさんと夫のストレスが軽減しました.

### 生活障害のケア

Point!

① 認知機能低下によって，日常生活における生活行為が困難になっている状態（生活障害）を単に「認知症だから何もわからなくなった」「年だからできなくなった」などと解釈するのではなく，認知症の症状と結びつけてアセスメントし，解決策を探ることが必要です.

② 訪問で目にした症状から，訪問時間外に起きている他の生活障害を予想し，意識的に把握し，療養者や家族とともに解決策を考える必要があります.

第6章

## アセスメントと看護の実際：夜間不眠への関わり

### 夫から話を聞いて，現状把握

- Cさんは，1週間前のある日から突然，日中は穏やかな表情であったが，夕方になると表情が険しくなり，つじつまの合わないことを混乱した様子で叫んだり，ベッドの上に立ち上がろうとしたりするようになった。
- 夫は，激しく混乱した姿を見て，認知症が急に進行したのではないかと心配していた．

### アセスメント

- ある日から急にこのような状態になったという急激な発症と，昼間は穏やかで夜間になると興奮がみられるという日内変動があることから，アルツハイマー型認知症の進行ではなく，せん妄の可能性が高いと判断しました．

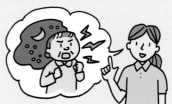

### 看護の実践と結果

- せん妄を引き起こしている要因についてアセスメントするために，夫に夜間の睡眠の状況を数日間記録してもらったところ，便秘が続くとそのような症状がみられることが多いことが判明しました．このことから，せん妄予防のためにも便秘対策が必要であると判断しました．
- また，適度な昼寝を入れつつ，会話の中で時間や場所を伝えたり，昼間は居室に日光を入れ，食事を時間通りにとるなど，さらなる混乱を防ぐために，見当識を刺激する環境を整えました．

### MEMO　せん妄

- 脳が一時的に機能障害を起こすことにより，興奮したり，言動に混乱がみられたりする症候群です[4]．
- せん妄の発症因子は「準備因子」「直接因子」「誘発因子」があると言われており，脳そのものに病変を有する認知症の高齢者はせん妄を起こしやすく，心理的ストレスや不快な症状によっても誘発されます．

### せん妄ケア

#### Point!

① せん妄に対する一般的なケアについては他書に譲りますが，要因への働きかけとともに，時間や場所がわかる環境づくりや安心が得られる関わりが必要となります．入院などの環境の変化がせん妄を誘発することがあることは知られていますが，在宅においてもみられることがあります．

② 「認知症だから夜になると騒ぐ」という認知症に対する誤った認識により，症状が放置される可能性があります．アセスメントをしっかりと行い，せん妄の発症と要因に気づくことが必要です．

③ 誤ってせん妄と判断され，不必要な薬剤を投与されるリスクもあります．判断力低下や視力低下で家族がどこにいるのかわからない不安から大声で家族を呼んでいたり，尿意を知らせるために大声を出している可能性もあります．療養者の様子や，何を伝えようとしているのかという意思の把握に努める必要があります．

## アセスメントと看護の実際：便秘への関わり

### 排便の現状把握

- ●入院前は，1日おきにあった排便が，5日に1回ぐらいの頻度で少量の硬便がみられていた．
- ●紙パンツには，たびたび便汁がついていたとのことであった．
- ●Cさんの腸蠕動音は弱く，腹部膨満感もあった．

### アセスメント

- ●紙パンツにたびたび便汁がついていたことから，便塊が直腸にあると判断しました．
- ●便塊が直腸にあることや，腹部膨満感による苦痛もあり，せん妄を誘発していたと考えます．
- ●退院後は臥床していることが多くなったことに加え，食事摂取量の減少に伴い，食物繊維や水分の摂取量も低下し，便秘しやすい状況であったといえます．

### 看護の実際と結果

- ● 直腸診をしたところ，便塊が肛門を硬く塞いでおり，Cさんの腹圧では排泄することができず，浣腸・摘便での対応が必要であると判断しました．医師に連絡し，浣腸の処方と摘便の許可を得て行いました．
- ● その後も便秘がみられ，入院前は1日おきに排便があったことから，ケアマネジャーに相談し，訪問頻度を週3回に増やし，排便ケア（浣腸・摘便）を行うことになりました．
- ● 下剤による調整は「下痢になったときに介護の負担が増すから」と夫が拒否し，浣腸による処置を続けました．
- ● ベッド上で浣腸と摘便をするということに対し，Cさんは拒否的な反応を示しました．羞恥心に配慮するとともに，浣腸液を入れられる苦痛，便を指で掻き出されるという苦痛を軽減するために，処置の前には体操や腹部マッサージによって便を直腸に誘導してから行うことや，浣腸液を全量入れるのではなく，必要最少量を見定めながら行ったところ，直腸を指で軽く刺激するだけで，Cさんに便意が起こり，腹圧を促すと排便がみられることがわかりました．
- ● 食事に関しては，食事摂取量減少への関わりにより，食事摂取量が増え，さらに野菜をメニューに取り入れてもらうようにしました．
- ● 運動の機会としてケアマネジャーの協力を得てデイサービスを導入しました．
- ● また，尿意でトイレに行った際には，前にある手すりを持って前傾姿勢になるようにすると，便をしてもよいと認識でき，自然排便もみられるようになり，浣腸の頻度は減りました．
- ● その後の夜間の様子は，大きな声を出して夫を呼ぶことはあるが，口渇や失禁を知らせるためのもので，険しい表情は見られなくなりました．夫が熟睡できないことに対する負担軽減として定期的なショートステイが導入されました．

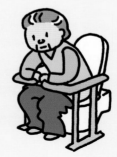

### 排便ケア（拒否的なケア）

#### 👉 Point!

① 認知症の高齢者がケアを拒否するということがありますが，「認知症だからケアを拒否する」「認知症だからケア中に暴れる」という誤った認識がされると，ケアの方法については検討されることなく，無理やり身体を押さえつけ，恐怖心を与えながらケアをするということが起こり得ます．これは，あってはならないことです．

② 排便にまつわるケアは，家族が負担感を持つことが多いことから，訪問看護で担うことがありますが，家族の希望だからと，本人の意思を無視して行われることがないように注意する必要があります．苦痛を伴うケアに対して拒否的な反応を示すことは，当然のことであると認識し，少しでも心地よい排泄に結びつくようにケアの仕方を検討することが必要です．食事，運動などの生活状況の改善や，腹部マッサージの導入，腹圧はどのくらいかけられる

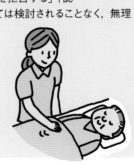

のか，排便時にとれる姿勢の工夫など，療養者の持てる力を活かし，少しでも気持ちよく排泄することを目指す必要があります．

③羞恥心や苦痛に配慮してケアを行い，心地よい日常を目指していくことは，認知症高齢者の尊厳保持につながります．

## 訪問看護の視点

### 「今ある苦痛の緩和」と「苦痛を引き起こさないケア」の実践

● 認知症の高齢者が，周囲の人に認知症の症状を理解され，適切に対応され，持てる力を発揮して生活できるように関わることは，認知症の高齢者にとっての"緩和ケア"であるとも考えます．

● 排便ケアの項目で述べたように，看護師の提供するケアにより苦痛を引き起こしている場合があります．認知症が進行し，言葉で快／不快を伝えることができなくなっても，表情や姿勢などから療養者の意思を把握し，心地よいケアを追求していく姿勢が必要です．

> 「最期まで大事にされた」と認知症の高齢者と家族が思えるケアを提供することは，いずれ最期を迎えたときに，遺された家族のケアにもつながります．

### アドバンス・ケア・プランニング（ACP）

● アルツハイマー型認知症は，進行に伴い生命維持能力も低下し，やがては死に至ります．療養者が残りの人生をどう生き，そしてどのような最期を迎えたいのか，医療・ケアに関する希望などをケア提供者として把握して関わる必要があります．

● 近年，アドバンス・ケア・プランニング（将来の医療・ケアについて本人を人として尊重した意思決定の実現を支援するプロセス[7]）が注目されています．判断力が低下したり，自身の意思を言葉で表現したりすることが困難になる認知症の高齢者の場合，早期からの話し合いが望ましいと言えます．これまで明確な意思確認が行われていなかった場合にも，認知症になる前に，療養者が命や医療に関して言っていた言葉について家族から情報を得たり，療養者が言えるとしたら，どのような医療を望むだろうかと家族に問いかけたり，これまでの人生観・価値観からどのような最期を望むだろうかと，家族も含めたチームで紐解くことも必要です．

● 認知症の高齢者は人生の最終章を生きています．日頃の関わりで本人の意思や価値観をくみ取りケアをすることそのものがACPと言えます．

> 看護師個人の価値観に偏ることなく，家族も含めたチームメンバーの多様な価値観で検討する必要があります．

 **これも覚えておこう！** 意思決定支援ガイドライン

2018年6月に厚生労働省により『認知症の人の日常生活・社会生活における意思決定支援ガイドライン』が策定されました．そこには「認知能力に応じた説明[6]」や「本人の価値観，健康観や生活歴を踏まえた推定意思・選好の確認と尊重[6]」や，「身振り手振り，表情の変化も意思表示として読み取る努力[6]」について等が述べられています．

## 看護師が関わる意義

- 認知症の高齢者は思考が混乱するなど一見認知症が進行したかのように見えて，実は発熱していたなどのように健康障害を起こしていることがあります．
- 記憶障害や失語などにより，言葉で体調の悪化を訴えることができないことが多いので，バイタルサイン，食欲や睡眠などの生活状況はもちろんのこと，表情や姿勢などからも敏感に健康障害を察知していくことが必要とされます．Cさんも便秘がせん妄の一因になっていましたが，便秘のつらさを訴えることはありませんでした．
- ここまで失行や失認のアセスメントをしてきたように，医療職として認知症の症状を脳の機能としてアセスメントし，生活への影響を考えてケアを実践する役割もあります．
- どのような方法なら内服管理ができるのか，リモコンを使ってエアコンの室温調整はできるのかなど，個々の認知機能と生活背景に合わせた健康障害予防の視点が必要です．
- 訪問看護師は生活と医療の両方に関われる職種であるという強みを生かして，介護職や他の医療職と協働しやすい立場です．多職種と協働して，認知症高齢者にとっての最善をチームで探り，心地よい日常を目指していく必要があります．
- 介護保険サービスの調整としては，ケアマネジャーがチームの要ですが，看護師は認知機能，身体機能に着眼し，健康障害を防ぎ健康を維持するという視点において，率先してチームに働きかけていく役割もあります．

**引用・参考文献**

1) 木島輝美．"病態からみた看護過程の展開：症状・機能障害別看護過程の展開：せん妄"．生活機能からみた老年看護過程＋病態・生活機能関連図 第2版．山田律子ほか編．東京，医学書院，2012, 464.

2) 繁田雅弘．"認知症の医学的特徴：アルツハイマー型認知症の中核症状"．認知症ケア標準テキスト 改訂3版：認知症ケアの基礎．日本認知症ケア学会編，東京，ワールドプランニング，2015, 27.

3) 松本佐知子．"高齢者に特徴的な症状と看護：脱水"．看護学テキスト NiCE 老年看護学技術．真田弘美ほか編．東京，南江堂，2011, 171.

4) 谷口好美．"高齢者に特徴的な症状と看護：せん妄"．前掲書3), 277.

5) 桑田美代子．"今後の課題（トピックス）：認知症の病状とADLを低下させずに退院してもらうには"．看護師認知症対応力向上研修テキスト．湯浅美千代編．東京都福祉保健局高齢社会対策部在宅支援課，2013, 101.

6) 厚生労働省．認知症の人の日常生活・社会生活における意思決定支援ガイドライン．2018, 1-3.
https://www.mhlw.go.jp/file/06-Seisakujouhou-12300000-Roukenkyoku/0000212396.pdf [2019/4/27 閲覧]

7) 日本老年医学会倫理委員会「エンドオブライフに関する小委員会」．日本老年医学会「ACP推進に関する提言」2019年.
https://www.jpn-geriat-soc.or.jp/proposal/acp.html

8) 厚生労働省．人生の最終段階における医療・ケアの決定プロセスに関するガイドライン 解説編．2018, 1.
https://www.mhlw.go.jp/file/04-Houdouhappyou-10802000-Iseikyoku-Shidouka/0000197702.pdf [2019/4/27 閲覧]

9) 杉山智子．"認知症に関する知識：認知症とは"．看護師認知症対応力向上研修テキスト．湯浅美千代編．東京都福祉保健局高齢社会対策部在宅支援課，2013, 10.

10) 田中和子．"在宅看護のかかわり方：在宅の認知症高齢者のケア"．見てできる臨床ケア図鑑：在宅看護ビジュアルナーシング．東京都訪問看護ステーション協議会編．東京，学研メディカル秀潤社，2017, 132.

11) 佐々木英忠ほか．"病態からみた看護過程の展開：疾患別看護過程の展開：認知症"．生活機能からみた老年看護過程＋病態・生活機能関連図 第2版．山田律子ほか編．東京，医学書院，2012, 55.

# 4 小児訪問看護：重症心身障がい児・医療的ケア児

重症心身障害の発生原因は様々です.
- 出生前の原因（胎内感染症・脳奇形・染色体異常等）
- 出生時・新生児期の原因（分娩異常・早産・極低出生体重児・超低出生体重児・重症仮死・低酸素・脳内出血等）
- 周産期以後の原因（髄膜炎・脳炎などの中枢神経感染症・てんかんなどの症候性障害）

その他原因不明があげられます.

主な合併症として，てんかん，呼吸障害，摂食嚥下障害，排泄障害，胃食道逆流症，イレウス，骨粗鬆症，骨折，側彎など多彩な合併症があります[1].

 ## 総 論

◎**小児訪問看護の特徴は重症心身障がい児が多いことです**
- 障害を持って生まれてきた子どもたちは，まずは医療の力が必要になります.
- 人工呼吸器や吸引や経管栄養，在宅酸素など多くの医療デバイスを必要とする子どもたち．病院から退院した後の訪問看護の導入は必須となり，家族の安心にもつながります.
- 訪問看護師は病院との連携を行い，家族との信頼関係を構築し，子どもの成長発達などに関する知識など，多くの知識が必要になります.
- 子どもは状態が安定すると，その子どもなりの成長が見られ，それが励みになります．その子どもなりに育っていく過程に関わることは看護師にとっても大きな喜びにつながります.
- 最近は在宅レスパイトや特別支援学校の送迎など訪問看護の業務も幅広くなってきました.

◎**かわいらしい子どもたちが訪問看護師さんを必要としています**

 ## 人工呼吸器装着児の在宅での入浴

### 事例紹介 Dちゃん（2歳，女性）
- Dちゃんは人工呼吸器を装着し，EDチューブからの経管栄養注入を24時間持続して行っています.
- 退院カンファレンス時には在宅で過ごしていけるのか，病院関係者も在宅の関係者でも心配な子どもでした.
- 両親だけでどこまで頑張れるのか周囲の不安がありました.
- 自宅に戻ってからは順調に経過し，日々の生活を送ることができるようになりました.

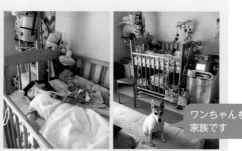

ワンちゃんも家族です

※写真はご家族の許可を得て掲載しています.

◎**入浴希望**
- 母親は毎日の入浴を希望していましたので，2か所の訪問看護ステーションで月〜金の週5日対応しました.

子どもにとっての入浴は訪問看護の役割として大きなものがあります.
人工呼吸器を装着していても入浴は毎日必要になります.

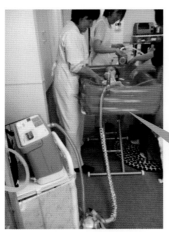

☞Point!
● 入浴時間も限られますので，手際よく入浴させることが重要になります．
● ヘルパーさんと協働し入浴を行います．

 ビニールプールを利用して台所のシンクの側に置き沐浴をします．
人工呼吸器を装着したままの沐浴です．

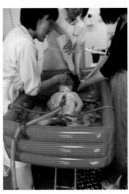

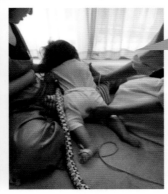

うつ伏せにすることにより呼吸を楽にすると同時に痰が出しやすくなります．
入浴後，リハビリの一つとしてうつ伏せの姿勢をとります．

 ## 呼吸障害，摂食嚥下障害をもつ児の成長を支える看護

事例紹介　E君（1〜2歳，男性）　　　　　　　　　　　※写真はご家族の許可を得て掲載しています．

● E君は染色体異常によって呼吸障害，摂食嚥下障害をもっています．

◎経　過
● 自分で座ることはできません．
● 胃管挿入し経管栄養の食事で，嘔吐もよくみられます．
● 気管支が弱くいつも喉元がゼロゼロしており，吸入・吸引が必要です．時々気管支炎となり，酸素吸入が必要になります．
● 経管栄養注入直後にも嘔吐がみられ，あわてて嘔吐しやすい体位にして対応したり，経管栄養注入中は特に目が離せませんでした．
● 難聴や弱視もあり補聴器やメガネが必要となりました．

◎成長とともに
● 抱っこすれば座れるようになり，オモチャに興味を持つようになったり，一緒に遊ぶと声を出して笑うこともあります．

 気管支炎になり酸素を常時使用となりました．
看護は長時間対応します．

0歳ごろ

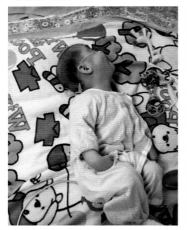 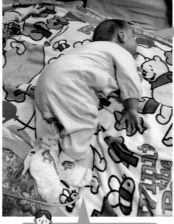

0歳の頃は気管支が弱く，いつもゼロゼロしていました．時間毎の体交も必要で，吸入や吸引，在宅酸素も行っていました．

初期の頃は寝てばかりの状態でした

1歳ごろ

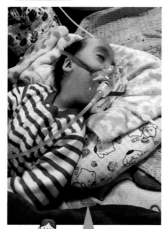 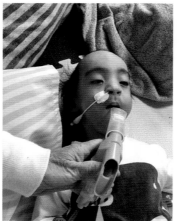 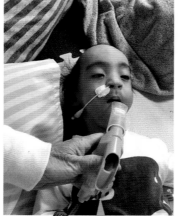

少しずつ元気になりました．

口から食べられない子どもも口腔ケアや口腔リハビリはとても重要になります．これも看護ケアの一つです

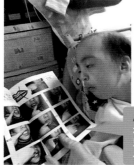

口腔ケアをとても嫌がっていましたが，写真を見せながら口腔ケアも行えるようになりました．

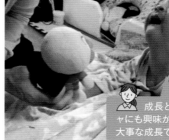

成長とともにオモチャにも興味が出てきました．大事な成長です．

## 重症度の高い児の看護

※写真はご家族の許可を得て掲載しています.

### 事例紹介 F君（2歳，男性）

● 滑脳症によって重症度の高いF君は寝たきり状態が続いています.

● 自分では寝返りもできません.

● 経管栄養や持続吸引，酸素吸入などが必要です．持続吸引では分泌物の吸引が十分でないので時々吸引器からの吸引が必要です.

● 意思疎通ができないので，顔の表情で状態を判断します.

● 自分で動くことができないので，訪問リハビリを導入して身体を動かしています.

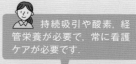
持続吸引や酸素，経管栄養が必要で，常に看護ケアが必要です.

### MEMO 滑脳症

● 遺伝子変異により，大脳皮質の形成過程における神経細胞移動の障害によって生じた皮質形成異常である.
（小児慢性特定疾病情報センター
https://www.shouman.jp/disease/
details/11_03_005/）

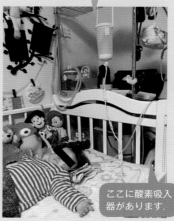
ここに酸素吸入器があります.

## 小児の訪問リハビリ（重症心身障がい児には必要）

● 理学療法士が週に1回訪問し，リハビリを行います.

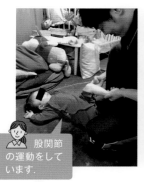

股関節の運動をしています.

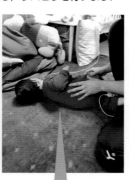
身体を側臥位にしていきます．右左と交互にします.

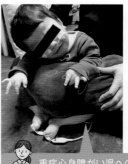
重症心身障がい児へのリハビリは早くかかわるほど効果が現れます．体を動かすことはとても重要な意味を示します.

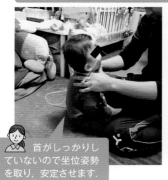
首がしっかりしていないので坐位姿勢を取り，安定させます.

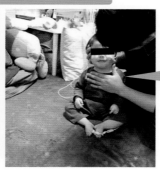
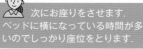
次にお座りをさせます．ベッドに横になっている時間が多いのでしっかり座位をとります.

第6章

## 在宅レスパイト

- 各自治体で取り組んでいる障害児（者）のレスパイト事業です．
- 自治体と契約し，ケアをスタートします．
- 2時間から4時間の利用ができ，家族の休息や外出の援助を行います．
- 比較的時間があるので，療育が主な看護の内容になることもあります．

**MEMO　レスパイトケア**

- 要介護者を在宅でケアしている家族（介護者）の身体的・精神的疲労を軽減するため，一時的にケアの代替えを行うサービス[2]．

**事例紹介　Gちゃん（3歳，女性）**　　※写真はご家族の許可を得て掲載しています．

- Gちゃんは超低出生体重児で誕生しました．
- 生命の維持が困難なGちゃんでしたが，少しずつ成長が見られ3歳を過ぎました．
- 療育園にも通園しはじめました．
- お母さんの外出も増え，在宅レスパイトを利用するようになりました．

### ◎在宅レスパイトでは
- 4時間の間に栄養注入やおむつ交換などがありますが，遊びの時間が一番多くなります．
- いろいろなオモチャに関心を持つようになり，特に音楽に強い関心がみられます．
- 今ではハイハイをして動き，スピードも速くなりました．
- リハビリを受けるようになり，物につかまり立てるようになりました．
- 子どもには大きな力が潜んでいます．

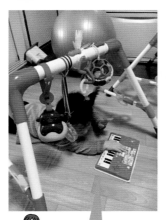 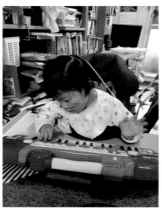

ハイハイから，つかまり立ちができるようになりました．

看護では医療的ケアだけではなく，子どもの発達に合わせてオモチャを利用し遊びます．
オモチャに関心がなかったころに比べて，いろいろな物に興味を示すようになりました．この環境もとても必要なケアです．

お母さんとの触れ合いも大切になります．

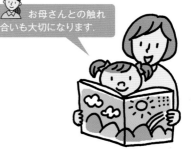

## 特別支援学校への送迎事業

● 特別支援学校への送迎時の医療ケア児への看護も行います.
● 早朝の送迎に訪問看護師が添乗し吸引等の対応をします.

### 送迎バスの中

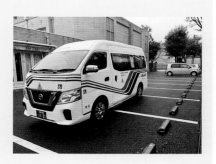

- この日は 2 人の送迎でした.
- 朝 7 時 20 分に学校を出発し，子ども達の自宅を回って 8 時 45 分に学校に到着するコースです.
- 子どもたちの不安を除くため，初めは母親に同乗してもらい，看護師に慣れる期間を持ちました. 1 か月を過ぎた頃から看護師だけの乗車になり，バイタルの測定や吸引等を行います.
- 子どもたちは元気でバスの中でも動きますので，安全に走行するために，声をかけ，なだめたりすることもあります.
- 体温や脈拍，酸素飽和度の測定，バスの中での状態を記録し，担任の先生と保健室の看護師に報告し引き継ぎます.

**引用・参考文献**

1）都立肢体不自由児特別支援学校（現在 18 校）

http://www.kyoiku.metro.tokyo.jp/school/special_needs_school/school_list.html#shitai

2）上之園佳子. 地域密着型サービスにおける看護と福祉の連携. 看護をめぐる法と制度. 大阪, メディカ出版, 2019, 143,（ナーシンググラフィカ, 健康支援と社会保障④).

# 5 精神疾患のある療養者

　精神訪問看護の需要が年々増えています．在宅での生活を支援するために訪問看護の役割が重要とされています．

　在宅では統合失調症や双極性障害等が多くみられます．精神疾患療養者の苦しみ・不安，いわゆる「生きづらさ」を傾聴し，生活を支援していくことが大切です．生活支援・生活リズムを整えながら自立した生活ができるように支援していくことが訪問看護師に求められています．

### 事例紹介　Hさん（53歳，女性）

- ●病名：双極Ⅱ型障害
- ●家族：父親とは10代のころに死別．母親と10歳違いの兄がいる．母親と二人暮らしで，兄は独立して近隣の町に住んでいる．現在，母親は福祉施設に入居中であるため，Hさんは独居生活となっている．
- ●社会資源：生活保護受給，精神障害者年金受給
- ●デイケア：定期的には通っていないが，スタッフとの信頼関係はうまくいっており，不安等があるとステーションあるいはデイケアに電話相談している．デイケアのイベントにはほとんど参加している．

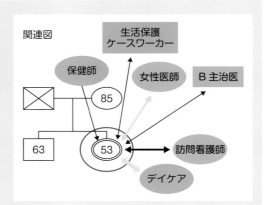

関連図

### ◎訪問に至るまでの経過

- ●父親他界後約40年間ずっと母親と二人暮らしであった．
- ●母親と依存関係にあり，一度も就労したことがなく，母親の過保護の中で生活し，生活保護受給中である．
- ●Hさんは，高校生頃より不眠を訴え入退院を繰り返していた．入退院を繰り返していたこともあって「私，友達がいないんです」という言葉が聞かれた．
- ●母親は高血圧症やうつ傾向で内科や精神科にも受診中であったが，体調を崩し，緊急入院となった．
- ●母子密着型であったHさんが，母親の急な入院で独居となったため，保健師より訪問看護の依頼があり，週2回の訪問看護開始となった．

---

### MEMO　双極性感情障害

　気分が高まったり落ち込んだりといった，躁病相とうつ病相を繰り返す脳の疾患．10代から老年期まであらゆる世代で発病するが，20代から30代前後に発症することが多い[1]．

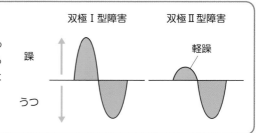

---

 母親の急な入院

訪問当初：母親が急な入院でどうしていいかわからなく，精神的不安が強い．
　母親のいない寂しさと一人暮らしの生活への不安（例：ATMの使い方等，食事や買い物等，家事）

## 看護計画

1. 傾聴しながら，今，困っていることについて一緒に考える．
   - お金の使い方・家計簿のつけ方
   - 食事内容の検討
   - ゴミ出し
   - 生活全般
2. 通院の継続と内服薬の管理
   - 通院日の確認
   - 内服薬チェック表にて内服管理
3. 睡眠状況の把握
   - 排便コントロール
4. 認知療法的関わり
   - 多様な考えがあることを説明する．

## 結 果

- 訪問開始時には毎回，暗い顔でじっとうつむき，涙を流して寂しさを訴えていました．
- 数か月経過した頃，徐々に一人暮らしに慣れてきました．
- 自ら100円ショップで家計簿を購入し，予算を立てて家計簿をつけるようになり，お金の管理もできるようになりました．
- 「食事は何を食べていいかわからない」との訴えに対しては，一緒に買い物に同行して食材の選び方を説明していきました．
- 献立を一緒に立てたり，数回，一緒に調理をすることもありました．

> **MEMO** 認知療法的関わり
>
> 物の考え方や受け取り方（認知）に働きかけること．

## 虫への恐怖

　7月～9月頃：「虫が怖い」「虫が出てくるんじゃないかと思うと不安」「母といた頃は，母が虫を殺していたんです．怖い」と，異常なまでに虫に対して嫌悪感と恐怖感を訴えた．
- ステーションに「虫が出てきたらどうしたらいいですか？」「母のいない寂しさがゴキブリとなって出てきているような気がする」と，頻繁に不安や恐怖を訴えてくるようになった．
- 緊急電話にもかかってくることがあり，緊急当番の看護師から受け持ち看護師に対応方法について相談があった．

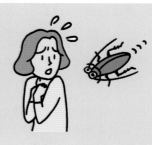

## 看護計画

1. 傾聴しながら，殺虫方法を一緒に考える．
   - 室内の清掃を一緒に行い，ゴキブリの侵入場所の確認
   - 殺虫剤の種類の効用を考えて最も適した方法の検討
2. 通院の継続と内服薬の管理
   - 通院日の確認
   - 内服薬チェック表にて内服管理
3. 食事摂取や睡眠状況の把握
4. 認知療法的関わり
   - 多様な考えがあることを説明する．

## 結 果

- デイケアにも虫に対する不安や恐怖感についての相談があり，デイケアと連携しながら定期訪問の際に本人の思いを傾聴し，一緒に室内を清掃したり，殺虫剤を噴霧したり，ゴキブリの侵入経路を塞ぐなど殺虫対策を行いました．

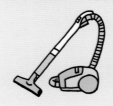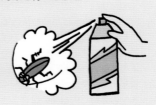

- それでも不安が消失することはありませんでしたが，涼しくなると同時に虫も出てこなくなり，少しずつ虫への不安も消失していきました．

## 軽度の躁状態の症状が出現，買い物への依存傾向出現

元来，パワーストーンやお守り，占い等に興味があったようだが，「安かったから」とストーンの
ネックレスや匂い袋を購入することが数回あった．今までにない買い物の仕方で，高額ではないが，
その時のHさんの変化には驚かされた．

### 看護計画

1. すでに買ってきた物に対しては，Hさんの思いを傾聴する．
2. 購入する前に「本当に必要かどうか」を一旦，考えるように説明する．
3. 食事摂取や睡眠状況の把握
4. 通院の継続と内服薬の管理
   ・通院日の確認　　・内服薬チェック表にて内服管理
5. 認知療法的関わり
   ・多様な考えがあることを説明する．

### 結果

● 「ほしいなあ」と思っても，今必要かどうか考えられるようになりました．
● この軽い躁状態は長くは続かず，1週間〜2週間でおさまりました．
● この躁状態は見逃すような軽度でしたが，継続して観察していると精神面の変化が見て取れるようになりました．

 ## 後任の主治医に対する不満

主治医（女性医師）が産休となったために，I先生（男性医師）が主治医となった．女性医師とは信頼関係が良好であった．

主治医交代に際して，後任のI先生に対しての不満があり，「顔が嫌い！　気持ち悪い！　オオサンショウウオみたい」と否定的な発言があった．その不満により，眠れない，夜中に目が覚めてしまうと訴えられる．Hさんからの希望もあり，受診する日の前日に訪問看護を提供していった．

### 看護計画

1. 受診の際，Hさんへのアドバイス実施
   ・療養相談
2. I主治医との信頼関係が築けるよう，受診の際の主治医との面談内容を肯定的にとらえられるように働きかけを行う．
3. 食事摂取や睡眠状況の把握
4. 通院の継続と内服薬の管理
   ・通院日の確認
   ・内服薬チェック表にて内服管理
5. 認知療法的関わり
   ・多様な考えがあることを説明する．

### 結果

● すぐに信頼関係は築けないのでHさんの話を傾聴しながら，顔で判断しないことを伝えていきました．
● 受診時のI先生とのやりとりをHさんから聞いて，I先生との信頼関係が築けるようなかかわりを行いました．

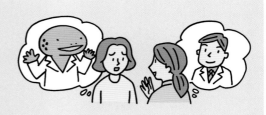
「おそらく先生は○○○ということを言いたかったんじゃないかしら？」と先生の言葉を代弁し，先生を肯定的に捉えられるような関わりを持ちました．

● I先生から「僕を信じてよ」と言われたと苦笑する場面もありました．
● I先生より眠剤の調整と生活リズムの調整を指摘され，「入院してるみたいでいやだ」等の言葉も聞かれました．何回もI先生の言葉を信じるように説明し，内服薬は必ず内服することを約束しました．
● 1週間経過したころ，I先生に対して不満はあったものの，夜間入眠できるようになりました．

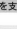

##  朝，起きられない

夜間，入眠できるようになったが，朝，起きられない．しばらく目が覚めないようで，目覚まし時計をかけるが，なかなか起きられず，布団の中でウトウトして2〜3時間は布団の中で過ごしている．起きられないのが辛いと訴える.

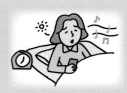

### 看護計画

1. 夜間，入眠できたことをともに喜び，日中の過ごし方について一緒に検討する.
2. 生活リズムをつける.
   ・朝日を浴び，日中はできるだけ活動する.
   ・朝は，決まった時間に起きるようにする.
3. 食事摂取や睡眠状況の把握
4. 通院の継続と内服薬の管理
   ・通院日の確認
   ・内服薬チェック表にて内服管理
5. 認知療法的関わり
   ・多様な考えがあることを説明する.

### 結果

● 生活のリズムがまだ確立できていない状況です．しかし，何かイベントがあればその時間に合わせて起きて動くことができています.
● 頑張って起きられたときはそれを認めて，毎日同じ時間に起きられるように促しています.
● 入眠はできるようになったため，眠剤の調節もできており，朝，同じ時間に起きて活動していく必要があります.
● 朝起きたら，朝の目覚めの音楽を聞くように提案しました．訪問看護師からモーニングコールすることもありますが，プランは継続中です.

## 母親が死んでしまうという不安

入院中の母親が施設へ入所となり，施設から延命処置をするかどうか決めるように言われた．そのことがきっかけで，母親が死んでしまうという不安に陥った.

現在，母親は85歳で，要介護度4，認知症もあり，食欲なく，時折，誤嚥性肺炎を起こしてしまう状態である.

「お母さんは死ぬんですか?」「もうだめなんですか?」と母親が死んでしまうという不安が強くなり，「一人では何を食べていいかわからない」といった様々なことまで不安が強くなってしまった.

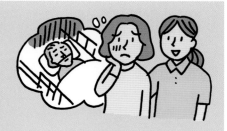

### 看護計画

1. 現在のHさんの思いを傾聴する.
2. 通院の継続と内服薬の管理
   ・内服薬チェック表にて内服管理
3. 食事摂取や睡眠状況の把握
4. 認知療法的関わり
   ・多様な考えがあることを説明する.

### 結果

● 今回，施設から「延命処置をするかどうか」と言われたことは，誰でも入所時に確認される項目であることを伝えました．しかし，母親不在による一人暮らしの寂しさは続いています.
● 母親の死はそう遠くないと思われますが，今という時間を大切にし，時間があれば母親のところに行くように説明しています.
● いずれ訪れるであろう「母親の死」をどのように受け止められるかが今後の課題です．今後，Hさんと関わっていく中で，少しずつ母親の死を考えていく時間が必要です.

## 豆知識  バランス思考に切りかえましょう

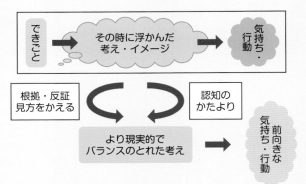

（厚生労働省．うつ病の認知療法・認知行動療法マニュアル：患者さんのための資料．より抜粋[2]）

##  Hさんの精神科訪問看護

- 典型的なⅡ型双極性障害です．常に不安がつきまとい不安のない日はないくらい常に不安を訴えています．その不安の原因がはっきりしているときと，不安はあるが不安の原因は特にないときもあります．
- Hさんの病気の特徴を理解したうえで，一緒に寄り添い傾聴していく姿勢が重要です．それは身体的疾患であっても精神疾患であっても同様です．
- 今後も，生活するうえで様々なことが要因となって不安が増大していく危険性があります．普段の関わりの中で，柔軟な思考法を体得できるような支援をしていく必要があります．
- 双極性障害は再発予防のために長期にわたって内服治療が必要な疾患です．したがって訪問看護が長期にわたることもあります．

## MEMO 精神科訪問看護指示書

- 「精神科訪問看護指示書」による訪問看護は，算定要件となる研修（3日間）を修了した看護師が行います．
- 通常の「訪問看護指示書」で精神疾患のある療養者を訪問看護する場合は，算定要件となる研修を修了していなくてもかまいません．

引用・参考文献

1) すまいるナビゲーター．双極性障害ABC．https://www.smilenavigator.jp/soukyoku/about/ ［2019/5/7 閲覧］
2) 厚生労働省．うつ病の認知療法・認知行動療法マニュアル：患者さんのための資料．平成21年度厚生労働科学研究費補助金こころの健康科学研究事業「精神療法の実施方法と有効性に関する研究」．
https://www.mhlw.go.jp/bunya/shougaihoken/kokoro/dl/04.pdf ［2019/5/7 閲覧］
3) 春日武彦．援助者必携：はじめての精神科 第2版．東京，医学書院，2011，256p.
4) 大野裕．こころが晴れるノート：うつと不安の認知療法自習帳．大阪，創元社，2003，132p.

# 6 ターミナル期にある療養者

　さまざまな疾患の病状の進行により積極的な治療を断念し，死が避けられない状態になった時，生命予後が概ね半年以内と考えられる時期をターミナル期と呼びます．

　ターミナル期の看護は残された時間を穏やかにその人らしく過ごせるように，意思決定支援，症状マネジメント，様々な苦痛へのケア，日常生活の支援，家族支援等を行っていきます．

## 事例紹介　Jさん（42歳，女性）

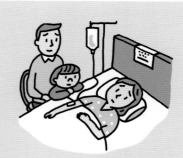

- ●病名：脳腫瘍
- ●家族構成：夫と小学生の娘の3人暮らし

### ◎経過

- ●左上肢のしびれや脱力感を感じていたが，受診はせずに様子をみていたところ，けいれん発作にて救急搬送．検査の結果，脳腫瘍と診断された．
- ●入院時，左上下肢の麻痺，視力・視野障害あり．
- ●手術は困難な状況で，化学療法と放射線療法を施行．主治医より，予後は3か月程度と話があり，本人・家族ともに自宅での療養を希望された．

 退院までの準備期（約1週間）

　病院の医療ソーシャルワーカー（MSW）より訪問看護導入の依頼があり，退院前カンファレンスが施行された．左上下肢の麻痺，視力・視野障害があるため，日常生活の支援が必要な状況である．

　さらに症状としては，頭痛と化学療法後の吐き気と食欲低下があり，鎮痛薬や制吐薬が処方されている．

　また，主治医より今後も入院して化学療法を継続していく治療計画の説明があったが，腫瘍の増大や病状の進行が早く，化学療法の副作用も強く出たため，Jさん・夫は予後のことを考えると化学療法の継続は迷っている状況であった．

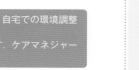
　今までの身体状況とかなり変化しているので，自宅での環境調整が必要だと思われます．
40歳以上なので，福祉用具等は介護保険も使えます．ケアマネジャーと相談を進めます．

　排泄や保清等，病院ではどのようなケアをしているのか，情報収集していきます．

　症状に対する現在の対応方法と，今後出現が予測される症状を病院の主治医に聞いておきます．

　自宅で生活していく中で，Jさんの疾患や治療に対する思いを聞いておきます．
Jさんが今後の治療や生活について，きちんと選択できるように支援していきます（p.166参照）．

## ✍ Point!

- ●退院前カンファレンス等で，療養者と家族が疾患や治療をどう受け止めているか，自宅でどのような生活を送りたいかを把握します．
- ●病院で行われている処置やケアについて情報収集し，在宅でどのようなケア体制を準備したらよいかアセスメントします．
- ●今後出現が予測される症状について情報収集し，病院と在宅チームで対応策を考えておきます．

### 意思決定支援

- ●ターミナル期においては，最期を迎える場所，症状出現時に伴う医療処置やケアなど様々な選択が求められ，療養者・家族の意思決定支援が必要です．
- ●最期を迎える場所においては，自宅，病院（ホスピス・緩和ケア病棟含む），施設（特別養護老人ホーム，有料老人ホーム等）など様々な場が考えられます．療養者・家族が最期を安心して過ごせる場所はどこか，十分に意向を伺い，適切な時期につないでいけるように調整します．
- ●ターミナル期は食事や水分が摂りづらくなることも多くあります．食べられなくなったらどうするかの選択肢を話しておき，点滴や胃ろう等の医療処置をすることのメリット・デメリット，療養者や家族の生活に今後どのような影響を与えるかを伝えていきます．
- ●最近ではアドバンス・ケア・プランニング（ACP，p.152 参照）という考え方も普及してきています．アドバンス・ケア・プランニングは，医療やケアの方針を決めることが目標ではなく，十分に話し合うプロセスが大事であり，一度決めたことでも選択し直すこともあります．
- ●訪問看護師は，療養者や家族の気持ちの揺れに寄り添い，十分に考えて決定できるように，きちんと情報提供することが必要です．意思決定支援には3つの視点でとらえながらサポートしていくとよいでしょう．

## ◎意思決定支援の3つの視点

| ①療養者の意思 | ②医学的（看護）判断 | ③家族の意向 |
|---|---|---|
| 時間軸でとらえる<br>●過去；事前の意思表示，<br>　　　　リビングウィル，<br>　　　　ライフレビュー<br>　　　　から意思を推定する．<br>●現在；今の気持ちを聴く，<br>　　　　うなずく・手を握る等<br>　　　　微弱なサインをとらえる．<br>●未来；今後の生活・療養場所・<br>　　　　家族の生活・未来の姿 | ●適切・適時な病状説明<br>●方向性の共有（合意形成） | ●家族が話し合う，考える，決めていく過程に寄り添う．<br>●家族以外で療養者にとって大事な支援者への支援 |

（西川満則ほか編．本人の意思を尊重する意思決定支援．東京，南山堂，2016, 40-3. より引用）

- ●療養者が意思決定のプロセスをたどり決定したことについては，どのような選択をしたとしても，訪問看護師は全面的にサポートしていきます．特にターミナル期においては，その選択が療養者・家族にとってよりよい選択と感じられるようにサポートしていくことが，療養者が亡くなられた後も家族を支える力になることもあります．

### これも覚えておこう！ 意思決定支援のガイドライン

　意思決定支援のプロセスについては，厚生労働省から出されている『人生の最終段階における医療・ケアの決定プロセスに関するガイドライン（平成30年3月改訂）』，『認知症の人の日常生活・社会生活における意思決定支援ガイドライン（平成30年6月）』も参照してください．

## 開始期（退院後 1～2 週間）

自宅内に介護用ベッドとポータブルトイレを準備し，退院する．

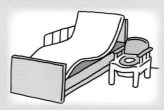

自宅での生活が安心して過ごせるように，退院後しばらくは連日訪問看護を行う．

退院後，頭痛の症状が強くなり，在宅主治医に相談し，今までの鎮痛薬に加えてオピオイドも少量開始された．

夫は最初の 1 週間は介護休暇を取り，その後はヘルパーに平日は 1 日 2 回入ってもらうこととなった．

> 頭痛の症状は J さんの苦痛や不安を増強するため，主治医と相談して，しっかりとコントロールしていきます．
> オピオイドは初めて使用するため，効果と眠気や便秘，吐き気等出やすい副作用も伝えて，不安なときはいつでも連絡してもらうようにします．

> 夫が介護休暇を取っている 1 週間の間に，自宅で療養者ができる部分と支援が必要な部分を見極めていきます．
> 特に排泄や食事など日々必要なことをどのようにしていくか，ケアマネジャーと一緒に考えていき，自宅で安心して過ごせるような体制作りをめざします．

### 👉 Point!

● 退院直後（訪問看護導入時）は特に症状コントロールをしっかりと行い，様々な症状出現による苦痛や不安の増強につながらないようにします．

● 病状の変化への対応や自宅での初めての介護等，療養者や家族は様々な不安を抱えています．どのような不安を抱えているかに耳を傾け，対応方法をアドバイスし，看護・介護体制を構築していきます．

● 不安なことがあったらいつでも連絡してほしいことを伝え，24 時間のサポート体制が療養者・家族の安心感につながるようにしていきます．

##  維持期（平均 3～4 か月）

頭痛や吐き気等の症状は，内服薬でコントロールされ，食事もしっかり摂れているが，便が硬く，便秘ぎみである．

ベッドからポータブルトイレへの移動もベッドの手すりやギャッチアップの機能を使いながら一人でできている．

J さんより，「家族と一緒に近所の公園に行きたい」「娘が好きなクッキーを焼いてあげたい」と話があった．

> 便秘ぎみであるのは，ベッド上での生活が多くなっていること，オピオイドの副作用も考えられます．まずはベッド上や座位での運動や食事の工夫を提案し，硬い便が続くようなら医師に緩下剤等の提案をしていきます．

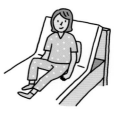

> J さんがやりたいことを叶えるのは，体調が安定している今が最適な時期です．外出するためには，玄関の段差や外での移動方法を検討していきます．
> クッキーを焼くのには，どの部分にサポートが必要か，J さんと一緒に考えていきます．

**Point!**

● 病状が安定していても，今後起こりうる症状の予測は常に行い，症状出現時の対応策を具体的に準備しておく必要があります．

● 病状や症状が一時安定し，介護体制も確立し安定してくる維持期は，療養者が自宅でその人らしく過ごせるように，希望を叶える時期です．療養者の希望を叶えるにはどのようなサポートが必要かアセスメントし，在宅チームや家族と相談していきます．

##  悪化期（1か月〜1週間）

退院して3か月位経ったころから，全身の倦怠感，早朝の頭痛や嘔気の症状が強くなってきた．飲み込みもしづらくなり，オピオイドが経皮吸収型の貼布剤に変更となった．

また，少し前のことを忘れてしまう，言葉がうまく出てこない等の症状もみられた．

食事や水分摂取量も大分減ってきており，うとうとと寝ている時間が増えてきたため，起きたときに好きな物を少しずつ食べている．残された時間が減ってきていると考えられ，夫は再び介護休暇を取ることを選択した．

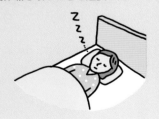

　　頭蓋内圧亢進症状が強くなってきています．医師と相談して，薬剤の調整や投与経路の変更を行い，Jさんの苦痛を緩和できるようにします．

　　Jさんも家族も状態の変化に戸惑いや不安があるかもしれません．Jさんの意向を汲み取れるようなコミュニケーションを心がけます．
病状が変化してきているので，会いたい人には早めに会えるようにお伝えしていきます．

　　食事摂取量が減ってきているため，食べられなくなったときにどのような選択をするか，入院せずにこのまま自宅での生活を継続していってよいか，Jさん・家族の意向を再度確認します．
ベッド上で臥床していることが増えたため，スキントラブル予防のための除圧マットの導入や，排泄や保清の支援のために看護・介護体制の見直しをケアマネジャーと相談しながら行っていきます．

**Point!**

● 悪化期は病状や症状の変化が加速するため，訪問看護の頻度の調整や他職種との情報共有をより密に行う等，変化に迅速に対応できるようにします．

● 苦痛症状が過度に強くなると，自宅での生活を希望していても困難になることがあるため，症状マネジメントをしっかりと行っていきます．

● ケアマネジャーやヘルパー等にも病状や症状の変化を伝え，介護体制の調整やケアでの工夫等を一緒に考えていけるようにします．

● 最期を迎える場所，経口摂取が困難になってきたときどうするか等，様々な選択肢を主治医とともに療養者・家族に説明し，その選択を支援します．

● 特に食事や水分摂取量の低下は自然な経過のひとつでもあるため，無理に高カロリーのものを摂取したり輸液を多量に行うことが，かえって療養者の苦痛につながることもあります．身体状況をしっかりとアセスメントし，療養者本人の意向を確認しながら，持っている力を最大限に発揮できるように支援します．

● 家族が過度な不安を抱かずにきちんとお別れができるように，亡くなるまでの身体の変化と対応について説明します．

## 臨死期（数日）

時折目を開けることがあるが，寝ている時間が一層増え，身体を自ら動かすことはほとんどなくなった．食事は摂れなくなり，皮膚は乾燥，下肢には浮腫があり，「なるべく自然に」という療養者と家族の意向で点滴はしていない．

ある日の訪問時，昨晩から尿が出ておらず，血圧は触診で 60mmHg 台，肩を動かすような下顎呼吸がみられ，喉元でゴロゴロとする死前喘鳴もみられた．

夫と娘はそばについて手を握ったりさすったりしていた．「あえぐように息をしていて，ゴロゴロいっているけど苦しくないでしょうか」と夫より話があった．今の時期は脳の循環が低下して，苦しさを感じない状況になっているが，耳はよく聴こえているので，たくさん話し掛けてほしいことを伝えた．

全身状態の低下があり，浮腫もみられているため，皮膚のトラブルも増えることが予想されます．Jさんにとっての心地よいケアを一番に，保清等行っていきます．
脱水傾向で乾燥しやすいので，口腔ケアや保湿も重要です．家族やヘルパーにもケアの方法を伝え，療養者ができるだけ心地よく過ごせるようにします．

死の直前の徴候がでており，本日中に亡くなられる可能性が高いです．今後の呼吸の変化を伝え，呼吸が停止した時は訪問看護師や主治医に連絡が欲しいことや，亡くなられた後のケアについて確認していきます．
家族の様子をみながら，亡くなっていく現実を受容しているようなら，亡くなった後に着せてあげたい洋服等の準備の話をしていきます．

家族は亡くなる前の様々な変化に不安を抱えています．家族が少しでも安心して見守れるように，Jさんは痛みやつらさから解放された状況であることを伝えると同時に，不安なことがあったらいつでも連絡してほしいことを伝えます．

家族が十分に看送れるように，Jさんがやってほしそうなことや，家族だからこそできることを伝えていきます．

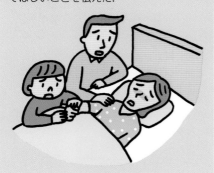

Point!

● 病院での死が当たり前の現代では，自宅で看取りを経験したことがある方はとても少ないです．特に日単位になる臨死期は，声を掛けても反応しない，手先・足先が冷たくなる，呼吸が変化するなど"亡くなるサイン"が次々に出現してくるため，家族の不安が高まります．看護師は"亡くなるサイン"とその対応を説明するとともに，不安や心配なときはいつでも相談してほしいことを伝えていき，家族が安心して看取れるようにしていきます．

● 臨死期では，療養者は言語的なコミュニケーションがとれなくなっていることがほとんどです．時には看護師は療養者の代弁者になり「○○さんの声がいつもそばに聞こえるから安心ですよね」と家族に伝えたり，「穏やかな表情ですね」と療養者のプラス面を伝えるなど，家族が自宅で最期まで一緒にいることのよさや安心を感じられるような言葉をかけていくことも必要です．

● "亡くなるサイン"とその対応は他職種にも伝え，チームとして穏やかな看取りを支援していけるようにします．

## 死別期（死亡直後〜1年）

夜間，「呼吸が止まったみたいです．先生にも連絡をして，来てくれるそうです」と夫より夜間当番に電話があった．

訪問し，家族とともにJさんの生前のエピソードなどの話をしながら，エンゼルケアを行う．

> Jさんの夫の声は落ち着いており，死の現実を受け止めておられます．主治医には連絡がついて，死亡確認に訪問するとのことなので，エンゼルケアの準備をして訪問します．

> Jさんの死を夫と娘さんがどのように受け止めているか様子をみながら，家族が思うJさんらしさがでるように一緒にケアしていきます．

亡くなられてから約1か月後に，ご遺族訪問に伺った．夫は「亡くなって寂しさは感じられるけど，自宅で最期まで看られてよかった．娘もこの間お母さんから習ったクッキーを焼いたんですよ」と笑顔で話があった．

> Jさんの夫と娘さんにとっては，Jさんと過ごした最後の数か月はかけがえのないものになっています．家族がJさんの意向に添って，十分に最期まで看ておられたことを慰労し，悲嘆を和らげていきます．

### ◎死亡確認時

特に夜間は最初の電話連絡で，訪問看護師がご自宅に伺うのにどの位時間がかかるか，主治医には連絡がついたか確認します．死亡診断は医師が行いますが，医師が訪問するまでに時間がかかるときは，医師に確認し承諾を得たうえで，死後の処置（エンゼルケア）を行うこともあります．

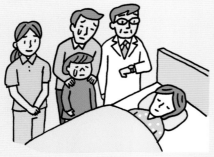

> 医師の死亡診断時刻は必ず確認しておきます．死亡確認前に訪問した場合は報酬の算定はできますが，診断後の訪問は保険適応できません．

> エンゼルケアは家族が大切に思っていることを取り入れる，生前の療養者の容姿に近づいていけるようにケアすることが，グリーフケアにもつながります．

### ◎エンゼルケア

家族から希望があった場合，訪問看護師がエンゼルケアを行います．エンゼルケアは家族が療養者の死別を受け止め，悲嘆を軽減するためにも，とても大切なケアです．療養者と家族の大切な時間ですので，家族の様子によっては落ち着くまで時間をとります．また，ご遺体の腐敗が進まないように，換気や暑い時期は冷房を使用するなどして室温を調節します．家族には葬儀社やお寺に連絡をしてもらいます．葬儀社は後ほどドライアイスを持って訪問します．

使用していた管類の抜去や排泄物のケアは訪問看護師が中心に行うことが多いですが，全身清拭・全身の保湿・整髪・メイクは家族の様子をみながら，療養者の生前のエピソードを聞いたり話したりして，一緒にケアをします．

## ◎グリーフケア[1]

　死別により疎外感や絶望感にさいなまれ，後悔や自責の念にかられる家族の悲嘆（Grief）を和らげ，日常生活を支援することをグリーフケアといいます．

　グリーフケアは療養者の生前から始まります．ターミナル期においての療養者の穏やかな表情，笑顔，遺した言葉が，死後に家族を始めとする周囲の人々の心の支えや癒しになることもあるため，生前にしっかりと症状マネジメントを行い，療養者と家族が穏やかな時間を過ごせるよう支援することがグリーフケアにつながります．家族が，最期まで療養者の意向に添った介護ができたと感じるように支援することも，その後の悲嘆の軽減につながります．

　遺族訪問は，死別後1か月から四十九日前くらいで行います．ステーションによっては訪問以外にも電話や手紙（カード）を送る等様々です．家族が「何もやる気がおきない」と話したり，食事をきちんととっていない様子が見受けられたりした場合など，悲嘆反応の程度や期間が通常とは異なるように感じられた際には，複雑性の悲嘆やうつ状態に陥っていることも念頭に置き，地域で利用できる支援先を紹介します．

　「本人の希望通り看送れた」「自宅で最期までみられてよかった」等のご遺族からの言葉は，支援してきた訪問看護師にとって自分の看護を振り返る機会ともなり，看護師自身の癒しや今後の看護にもつながっていきます．

## デスエデュケーションのパンフレット

　在宅での看取りの際には，家族に対するデスエデュケーション（死の準備教育）がとても大切です．亡くなるまでの心身の変化の過程を，家族の状態に合わせて伝えます．あらかじめ予測される心身の変化を伝えておくことで，症状の変化に落ち着いて対応することもできます．また大切な人との別れの時期が近づいていることを感じ，家族が心の準備をしていくことにもつながっていきます．

● クリニックや訪問看護ステーションによっては，パンフレットを準備していることもあります．

### パンフレットの内容

　以下のような内容を含み，それぞれに家族が対応できることをパンフレットに記載し，伝えていきます．
1. 眠っている時間が増えること
2. 食欲が低下し，食べたり飲んだりする量が減ること
3. 時には興奮して大声をあげたりする「せん妄」が起きることがあること
4. 便や尿の失禁がみられること
5. 唇や皮膚が乾燥し，尿量が減ってくること
6. 唾液や痰がたまり，呼吸の際にゴロゴロという音が聞かれることがあること
7. 手足が冷たくなり，白～紫色になってくること
8. 呼吸が変化し，不規則になり，一時的に止まることがあること
9. 呼びかけに対し反応がなくなってくること

● 1～9の症状はお別れが近い時の自然な経過であることをきちんと伝えていきます．
● 家族が落ち着いて看ておられるようなら，看取り後に着る服の準備もお願いします．
● 呼吸が止まった時には，慌てて救急車などは呼ばずに，主治医か訪問看護ステーションに電話をしてもらうようにしましょう．

引用・参考文献
1) 臺有桂ほか編. 在宅療養を支える技術. 大阪, メディカ出版, 2019, 50, （ナーシンググラフィカ, 在宅看護論②）.
2) 前掲書1), 48-52.
3) 椎名美恵子ほか監修. ナースのためのやさしくわかる訪問看護. 東京, ナツメ社, 2018, 212-3.
4) やすらかな看取りのために. 須高地域医療福祉推進協議会（須坂市, 小布施町, 高山村）パンフレット.

はじめてみよう訪問看護－カラービジュアルで見てわかる！

2020年3月5日発行　第1版第1刷
2023年6月10日発行　第1版第2刷

編　者　宮田 乃有

発行者　長谷川 翔

発行所　株式会社メディカ出版
　　　　〒532-8588
　　　　大阪市淀川区宮原3-4-30
　　　　ニッセイ新大阪ビル16F
　　　　https://www.medica.co.jp/

編集担当　石上純子／鳥嶋裕子

装　　幀　株式会社くとうてん

本文イラスト　SUITA ／ニガキ恵子

組　　版　株式会社明昌堂

印刷・製本　株式会社シナノ パブリッシング プレス

ISBN978-4-8404-7193-0　　　　　　　　　　　　　　　Printed and bound in Japan

当社出版物に関する各種お問い合わせ先（受付時間：平日9：00～17：00）
●編集内容については、編集局 06-6398-5048
●ご注文・不良品（乱丁・落丁）については、お客様センター 0120-276-115